协和护士说
心脏疾病那些事儿

编者名单

丛书主编　郭　娜　霍晓鹏

丛书副主编　夏　莹　马芳芳

主　　编　马芳芳　朱雪清　吴　楠

副 主 编　何　叶　付　静　葛　杨　宋　丹

编　　者（按姓氏笔画排序）

马芳芳　王泽莹　王晶婧　尹悦嘉

付　静　朱林林　朱雪清　李　洋

吴　楠　何　叶　余秋华　宋　丹

张　烨　莫　然　葛　杨

审核专家　杨　明　钱　浩　杨德彦

中国协和医科大学出版社

北　京

图书在版编目（CIP）数据

心脏疾病那些事儿 / 马芳芳，朱雪清，吴楠主编 . 北京：中国协和医科大学出版社，2025. 8. --（协和护士说）. -- ISBN 978-7-5679-2692-9

Ⅰ . R541；R473.5

中国国家版本馆 CIP 数据核字第 2025FW5978 号

主　　编　马芳芳　朱雪清　吴　楠
策划编辑　杨雪娇
责任编辑　李元君　聂志扬
封面设计　河北回声文化传播有限公司
责任校对　张　麓
责任印制　黄艳霞
出版发行　**中国协和医科大学出版社**
（北京市东城区东单三条 9 号　邮编 100730　电话 010-65260431）
网　　址　www.pumcp.com
印　　刷　北京联兴盛业印刷股份有限公司
开　　本　880mm×1230mm　1/32
印　　张　3.875
字　　数　70 千字
版　　次　2025 年 8 月第 1 版
印　　次　2025 年 8 月第 1 次印刷
定　　价　45.00 元

前　言

在浩瀚的医学星海中，内科犹如一座坚实的灯塔，引领着临床医学的航向。随着时代的进步和科技的飞跃，民众对健康知识的渴求越发强烈。在信息洪流中，如何筛选准确、科学的医学信息，成为当代社会的迫切需求。为此，我们精心策划了“协和护士说”系列丛书，旨在搭建一座连接专业与大众的桥梁。

本系列丛书广泛涉猎内科的多个领域，包括但不限于如心血管系统、呼吸系统、消化系统、泌尿系统及内分泌系统等，构建起一个全面而深入的内科知识网络。我们以问答为载体，针对患者及公众最为关心的内科问题，从疾病的根源、症状表现、诊断流程、治疗方案到预防措施，逐一进行详尽而通俗的解析。无论是高血压、冠心病的悄然来袭，还是感冒、肺炎季节变换，抑或胃炎、胃溃疡日常困扰，我们都将以科学之名，为您一一揭开它们的神秘面纱。

尤为值得一提的是，本系列丛书每一个问题均源自住院患者的真实关切，它们不仅是医学知识的探讨，更是患者生活体验的映射。通过这样的收集与整理，我们力求使科普内容更加贴近人心，更加符合实际需求，从而帮助每一位读者在面对健康挑战时，都能拥有更加从容不迫的心态与更加科学合理的应对之策。

此外，“协和护士说”系列丛书还是一座沟通医护与患者温馨的桥梁。医生与护士可借此向患者推荐相关的科普内容，不仅有助于患者更好地理解病情与治疗方案，更能激发他们参与治疗的积极性与主动性，形成医患双方共同努力的良好氛围。

在此，我们诚挚地邀请每一位热爱生活的读者加入这场健康知识的盛宴。无论您是对内科领域充满好奇的探索者，还是正在与疾病斗争的勇士，抑或关心家人健康的守护者，我们都将竭诚为您提供最权威、最实用的内科科普知识。让我们携手并进，在探索健康的道路上不断前行，共同守护生命的美好与希望！

郭 娜

2025 年 6 月

目　录

一 冠心病及介入治疗

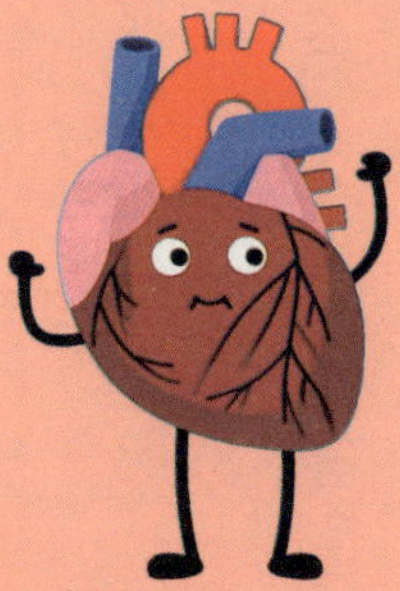

1. 什么是动脉粥样硬化

动脉粥样硬化是由于胆固醇及其他脂类物质在动脉管壁的最内层堆积，并逐渐形成斑块，使动脉的内部像生锈的水管一样，内径随病变进展而越来越窄，在心脏、肾、四肢和脑等部位的动脉中最为常见。

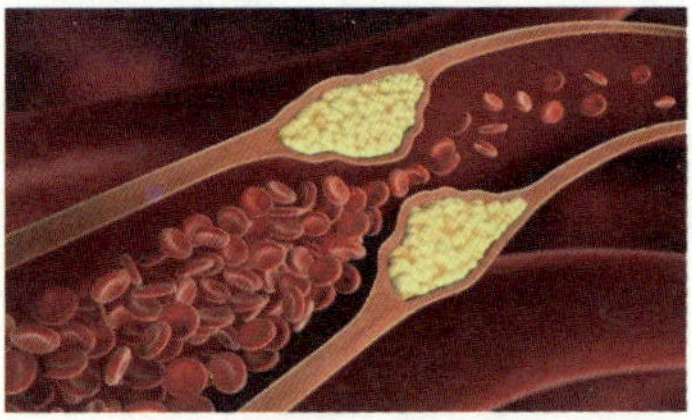

2. 什么是冠心病

冠心病全称是冠状动脉粥样硬化性心脏病，是指冠状动脉粥样硬化使血管管腔狭窄或者堵塞，或因冠状动脉功能性改变（痉挛）导致心肌缺血缺氧或坏死而引起的心脏病，亦称为缺血性心脏病。冠心病是动脉硬化发生在冠状动脉的一种表现。

3. 动脉粥样硬化的危险因素有哪些

动脉粥样硬化的发生与多种因素有关，可控因素主要有血脂异常、高血压、糖尿病、吸烟、饮酒、缺乏运动、超重或肥胖；不可控因素包括遗传因素及年龄。动脉粥样硬化除遗传因素和年龄外，其他危险因素都是可以控制的。

4. 什么季节是冠心病的高发季节

秋冬季节，平均气温下降会导致交感神经兴奋，使人体血管呈收缩趋势，冠状动脉的收缩会导致管腔变窄，因此秋冬季节是冠心病的高发季节。冠心病患者在秋冬季节应该特别注意保暖，尤其警惕温度骤降、温差过大的情况。

5. 什么样性格的人容易得冠心病

一位美国心脏专家经过长期研究发现冠心病与性格存在关系，冠心病患者往往具有共同的性格特征，即个性好强、固执急躁、好冲动、竞争性过强、人际关系紧张、常有时间紧迫感，这种性格特征被称为“A 型性格”。这类性格的人常易情绪激动，导致心率和血压升高且波动较大，长此以往使人体调节心率的神经系统失去平衡、激素水平升高，对血管内皮细胞功能造成损伤，增加脂质在血管内皮下的沉积，增加动脉粥样硬化发生和发展的风险，进而导致冠心病的发生。

6. 为什么中年人易患冠心病

中年人易患冠心病，归因于年龄增长致冠状动脉粥样硬化风险增加，加之中年期高血压、高血糖、血脂异常等危险因素增多，共同加剧了动脉粥样硬化的形成，从而增加了冠心病患病风险。其中，女性在绝经后，雌激素水平下降，冠心病的发病率会迅速增加。

7．心绞痛的发作与天气有关系吗

心绞痛的发作与天气变化确实存在一定的关联。心绞痛是由冠状动脉供血不足引起的心脏疾病，寒冷的天气会使血管尤其是冠状动脉更容易发生痉挛，血流量减少，从而可能诱发心绞痛。秋冬季是冠心病高发季节，但是在高温天气中，人体新陈代谢提高，心脏负担加重，皮肤血流量增加导致回心血量减少，因此也可能诱发心绞痛。

8．体检心电图有改变一定就是冠心病吗

体检心电图上的改变不一定意味着患有冠心病。心电图是一种记录心脏电活动的测试，它可以反映心脏的某些异常，但心电图上的 ST-T 改变等异常并不一定具有特异性，即它们可能与多种情况相关，包括一些生理性因素，不一定代表患有冠心病。

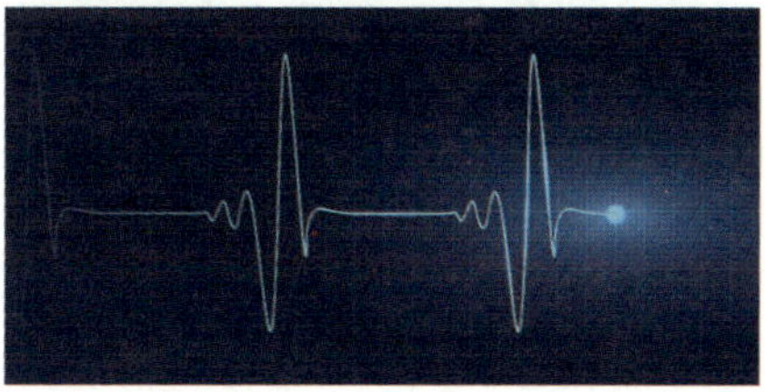

9. 如何区分心绞痛和心梗

若冠状动脉发生粥样硬化性病变，血管内因斑块的存在而阻塞，冠状动脉狭窄、痉挛，使血流量减少，不能满足心肌对氧的需要，这时可能会感觉到胸前、颈部、前臂的疼痛，甚至放射到肩膀、牙齿等部位，这样的疼痛称为心绞痛。如果在过劳、激动等诱因下，供应某部分心肌血液的动脉被完全阻塞，供血急剧减少，该部分心肌因得不到供氧而死亡，称为心肌梗死。心肌梗死发作时疼痛非常剧烈，难以忍受，有濒死感。

10. 怀疑急性心梗时应该怎么做

首先应立即停止活动，马上坐下或躺下，尽快呼叫“120”急救中心，并告知怀疑急性心梗的情况。舌下含服硝酸甘油1片（0.5mg），若症状5分钟未缓解，可再次含服，15分钟内最多含服3片（即1.5mg），若疼痛仍然持续存在，考虑可能是急性心肌梗死。既往无消化道溃疡或出血史的患者，可以嚼服100～300mg阿司匹林，阻止血栓形成，减少心肌梗死范围。密切观察病情，直到急救人员到达。

11. 心脏不舒服时能服多少片硝酸甘油

心绞痛发作时，可将一片硝酸甘油舌下含服，正确的用药姿势是坐着或半躺。若症状仍不能缓解，间隔 5 分钟左右可再次含服一片，不可服用超过 3 次。若含服三片硝酸甘油后症状仍不缓解，需要警惕急性心肌梗死。建议立即拨打“120”，尽快就医。

12．什么是冠状动脉血管内超声检查

冠状动脉血管内超声检查（IVUS）是在血管内部获取实时的三维图像，提供比传统冠状动脉造影更详细的血管内部信息。IVUS 使用一个装有微型超声探头的特殊导管，这个探头位于导管的顶端，可以在血管内部发射和接收超声波信号，从而生成血管横断面的图像。这些图像可以帮助医生更好地了解血管的状况，并制定相应的治疗策略。

13．什么是冠状动脉狭窄功能学检查

冠状动脉狭窄功能学检查是一种评估冠状动脉狭窄是否导致心肌缺血的检查。在冠状动脉介入治疗中，可以帮助医生判断血管狭窄是否对血流产生了功能上的影响，从而决定是否需要进行介入治疗。临床上常用的检查是血流储备分数（FFR）测定。

14. 什么是光学相干断层成像检查

光学相干断层成像（OCT）是一种高分辨率成像技术，它利用近红外光的反射和干涉原理来获取生物组织的微观结构图像。OCT 能够提供血管内部的高分辨率图像，帮助医生识别易损斑块、评估介入治疗效果、指导支架的精确放置及优化介入治疗策略。OCT 的成像分辨率可达到 10 微米左右，远高于传统的血管内超声（IVUS），使其能够清晰地观察到支架的小梁结构、血管壁的细微损伤，以及血栓等微小病变。

15. 什么是冠状动脉介入治疗

冠状动脉介入治疗通常指的是经皮冠状动脉介入治疗（percutaneous coronary intervention，PCI），这是一种心脏导管手术，包括经皮冠状动脉球囊血管成形术和冠状动脉支架植入术等，是通过微创的手段用心导管技术治疗冠状动脉疾病。通常用于治疗急性心肌梗死、不稳定型心绞痛或药物难以控制的稳定型心绞痛。

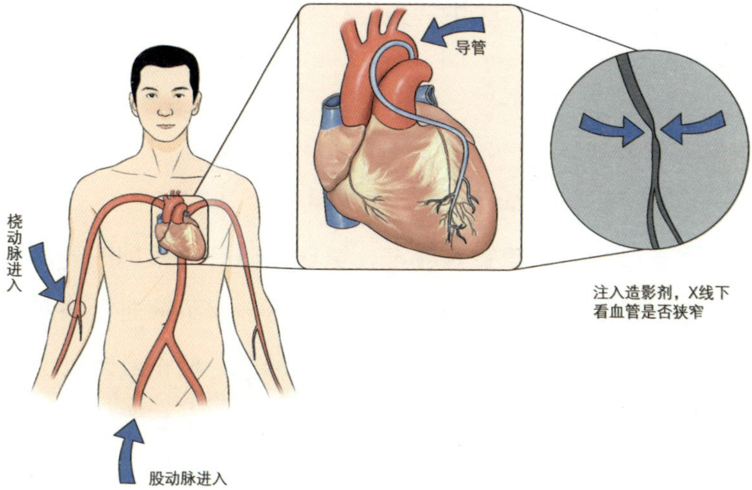

16. 冠状动脉介入治疗过程中会不舒服吗

在冠状动脉介入治疗过程中，患者可能在消毒时有皮肤刺痛或冰凉的感觉，在麻醉时穿刺点周围会有疼痛的感觉，在介入治疗阻断血流时，可能会有胸痛、胸闷等不适，但这些感觉通常都是暂时的，并且医生会采取措施来尽量减轻患者的不适感。

17. 冠状动脉介入治疗术中有哪些辅助诊断技术

在冠状动脉介入治疗过程中，有多种辅助诊断技术可以帮助医生更好地评估患者的冠状动脉状况并指导治疗。包括：血管内超声、血流储备分数测定、光学相干断层扫描等，这些辅助诊断技术可以单独使用或联合使用，以确保冠状动脉介入治疗手术的安全性和有效性。医生会根据患者的具体情况和手术需要选择合适的辅助诊断工具。

18. 患有血管炎，做造影血管会破裂吗

血管炎可导致血管管腔变窄、循环受阻等一系列改变，怀疑累及冠状动脉时，需要做冠状动脉造影，以了解血管病变的位置和范围。冠状动脉造影存在一定的风险，但不必太过于担心。操作时，从穿刺处置入一根直径为 2 毫米左右的软管至冠状动脉开口，全程在 X 线透视下进行操作，随时观察血管的情况，确保检查的安全。因此，一般单纯做冠状动脉造影不会导致血管破裂。

19. 之前做 CTA 对造影剂过敏，做造影会再次过敏吗

CTA（computed tomography angiography），是指通过静脉注射造影剂，以全身血管为检查对象，利用 CT 设备进行血管成像，是目前临床上诊断心脑血管及外周血管疾病常用的无创性检查。如果您之前在做 CTA 时对使用的造影剂产生了过敏反应，下一次使用造影剂时再次发生过敏的风险是存在的。通常尽量避免再次使用造影剂，除非其诊断或治疗的益处远大于过敏的风险，同时应采取一些预防措施来降低发生过敏反应的风险，如在注

射造影剂前使用糖皮质激素（如泼尼松）和抗组胺药物（如苯海拉明）等。

20．冠状动脉造影检查患者应该如何配合

做冠状动脉造影时，患者需要平卧在导管床上，因导管床较窄，躺好后避免不必要的床上活动。手术过程中患者通常是全程清醒状态，应保持平静。医护人员会给患者连接电极片和指氧套来进行心电监护，然后对穿刺点进行消毒，大多消毒右手、右前臂及右侧腹股沟，消毒时可能感觉冰凉不适，要听从医护人员指导，避免污染无菌区域。穿刺置管前会进行局部麻醉，置管成功后开始造影，患者应听从医生指示配合进行相应的吸气、呼气。检查过程中如感到不适，应立即告知医生，避免突然或剧烈的身体动作。

21．冠状动脉造影为什么要经右手腕穿刺

右手桡动脉穿刺是冠状动脉造影首选入路方式，因动脉位置表浅、便于压迫止血、造影术后不用卧床、舒适度较高等优点，被广泛应用。因右侧无名动脉（导管途径右侧桡动脉→右侧肱动脉→右侧锁骨下动脉→右侧无名动脉）正对升主动脉，导管更易进入升主动脉到达冠状动脉开口，同时术者站于导管床右侧，也更易于手术操作，故通常选用右手。

22. 冠状动脉造影经右手腕穿刺会影响吃饭和活动吗

冠状动脉造影术后仅手腕穿刺部位局部被压迫止血，不影响手指、肘及其他部位活动，因此，不影响吃饭及下床活动，但仍要遵循医嘱，因为术后活动可能受到多种因素制约。

23. 医生说冠状动脉造影检查从右手做，为何要消毒大腿根部

在进行冠状动脉造影检查时，医生通常从患者的右手腕（桡动脉区域）进行穿刺，但仍需消毒大腿根部（股动脉区域）。这是因为在某些情况下，桡动脉穿刺困难或桡动脉迂曲/痉挛，医生可能需要改为通过股动脉进行穿刺。因此，即使最初的计划是使用桡动脉，也需要对股动脉区域进行消毒，以便在需要时可以立即使用。

24. 做冠状动脉造影检查需要家属陪同吗

冠状动脉造影检查前需要一名直系/授权亲属签署手术同意书及授权书。在检查当日，需要此授权家属到医院陪同，冠状动脉造影检查中如果发现冠状动脉有问题，医生会与患者及家属讨论，给出适宜的治疗方式建议（如药物球囊、支架、旋磨等），并根据患者和家属的意愿进行治疗。

25. 做冠状动脉造影时，X射线辐射大吗？对人体有害吗

大家都知道，冠状动脉造影检查是在一定的X射线透视条件下进行的，一般来说，做一次造影所受的辐射相当于做数十张胸片所受的辐射，但还是在人体可接受范围内的。因此对于成年人来说，冠状动脉造影的辐射量有限，且不是长时间持续暴露，这种辐射量通常不会对健康造成损害。

26. 做冠状动脉造影需要多长时间

冠状动脉造影是诊断冠心病的一种常用且有效的有创检查方法。自患者躺至诊床到检查结束，常规需要20～30分钟。一般以桡动脉或股动脉作为入路，消毒穿刺置入动脉鞘管，之后应用导丝引导将导管经过动脉送至心脏的冠状动脉开口处，注入造影剂，在X线下多角度观察冠状动脉的管腔狭窄情况。如遇患者穿刺困难、动脉结构异常或痉挛等特殊情况时，时间相应延长。

27. 什么叫冠心病三支病变

冠心病三支病变通常指的是右冠状动脉（RCA）、左冠状动脉前降支（LAD）和左冠状动脉回旋支（LCX）同时或连续发生狭窄或闭塞。这三个主要的冠状动脉分支为心脏的大部分区

域供血，如果三个分支均发生狭窄或闭塞会导致心肌严重供血不足，引发心绞痛、心肌梗死等症状。因此，冠心病三支病变需要及时进行诊断和治疗。

28. 为什么不做一次手术就把所有病变血管都处理了

同期处理多支血管发生相关并发症的风险会增高，包括容量超负荷、造影剂肾病和非梗死动脉缺血并发症，这些并发症可能导致血流动力学进一步恶化，危及患者生命。

29. 冠状动脉钙化严重，要做冠状动脉旋磨术，什么是旋磨术

冠状动脉旋磨术是一种用于治疗冠状动脉钙化病变的介入手术，属于冠状动脉介入治疗的一种。这种手术通过使用一个带有钻石颗粒的旋磨头，放置在血管内部，对钙化或纤维化的斑块进行物理打磨，从而修整、开通血管通道。这样做的目的是使球囊、支架能够顺利通过中重度钙化、狭窄的部位并充分扩张，有助于血管的开通，提高支架植入的成功率和增强效果。

30．什么情况可以选用冠状动脉药物球囊治疗

药物球囊是在传统球囊表面覆盖一层药物，其药物成分在充盈过程中渗透进血管壁发挥药效，从而阻碍血管发生再狭窄的进程。针对支架再狭窄、原发性小血管病变、分叉病变、有高出血倾向风险及近期准备进行外科手术等，如果球囊扩张后管腔没有明显弹性回缩或夹层，可以考虑选用药物球囊治疗。

31．冠状动脉药物球囊是如何放置的

冠状动脉药物球囊是在球囊表面涂覆抗细胞增殖药物（如紫杉醇），通过球囊将药物直接运送到冠状动脉病变处血管壁。在球囊扩张时，药物快速释放并渗透到血管壁，持续抑制内膜增生，以减少血管再狭窄的风险，而球囊本身在药物释放后即撤出体外，没有永久植入物留在体内。球囊扩张时间通常为保持充盈状态约 60 秒，确保药物充分释放。

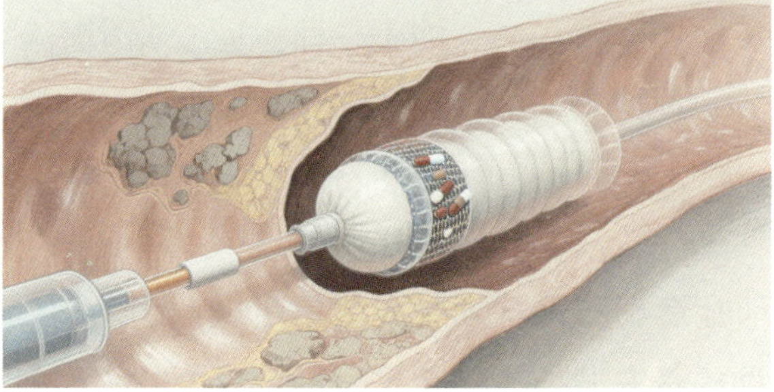

32．冠状动脉堵多少才需要放支架

做完冠状动脉造影后，血管直径的狭窄程度结合临床症状作为是否治疗的依据。一般冠状动脉狭窄≥管腔直径的 70% 时，才会考虑进行介入治疗，同时由医生结合相关检查及患者的血管病变部位、程度和症状等做出判断。

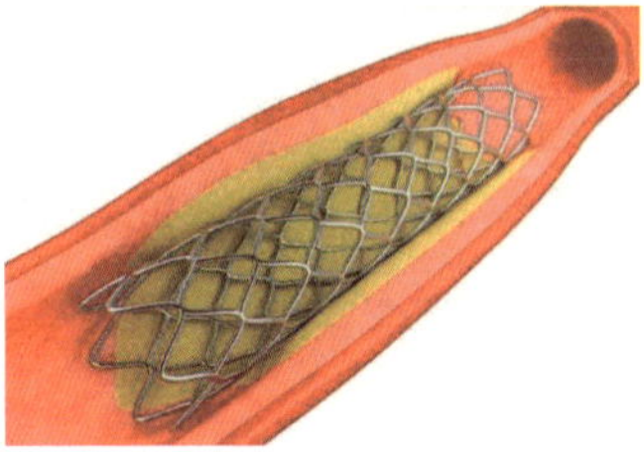

33．冠状动脉介入治疗选择支架还是药物球囊

冠状动脉介入治疗中，单纯球囊扩张易导致血管急性闭塞和再狭窄，而冠状动脉支架能有效地提供机械支撑并减轻弹性回缩。药物球囊是在传统球囊表面覆盖一层药物，其药物成分在充盈过程中渗透入血管壁发挥药效，从而阻碍血管发生再狭窄的进程。针对支架再狭窄、原发性小血管病变、分叉病变、有高出血倾向风险或近期准备进行外科手术等病变，如果球囊扩张后管腔没有明显弹性回缩或夹层，可以考虑选用药物球囊治疗。

34．冠状动脉造影和冠状动脉支架可以一起做吗

冠状动脉造影和冠状动脉支架是可以一起做的。冠状动脉造影是一种检查方式，放支架是一种治疗方式。患者先进行冠

状动脉造影检查明确冠状动脉狭窄的具体情况，医生会根据造影的结果和患者的临床症状判断是否需要放支架。

35．冠状动脉支架术后多久复查冠状动脉造影

冠状动脉支架术后需要定期门诊复查，但不一定要复查冠状动脉造影。对于是否需要复查冠状动脉造影，主要是取决于基础血管病变程度及介入治疗方案，同时需评估是否出现胸痛、胸闷、气短等可疑的心肌缺血症状，从而综合评估复查冠状动脉造影的指征及时机。

36．冠状动脉支架术后仍有心绞痛发作怎么办

冠状动脉支架植入以后再次出现心绞痛，要考虑支架内再狭窄或其他未放支架的血管 / 微循环狭窄导致心肌缺血引起。对于这种情况要积极到门诊就诊，可能需要调整冠心病的治疗用药、改善生活方式、避免诱发因素，同时根据情况评估是否需要复查冠状动脉造影，明确支架情况及其他冠状动脉病变情况。

37．冠状动脉支架术后如何避免支架内再狭窄

冠状动脉支架扩张了狭窄的血管，所以不少患者做完支架手术后，症状明显缓解，甚至感觉完全康复。可是，支架部位同

样可能会再次出现狭窄（其机制包括支架内血栓形成、内膜增生、新生动脉粥样硬化等）。因此即使做了支架手术，术后仍然要控制危险因素，避免支架内再狭窄。主要包括：改善生活方式，如低盐低脂饮食、戒烟限酒、适当运动锻炼、减重等。高血压、糖尿病及高脂血症患者还需要合理用药，将血压、血糖和血脂控制在达标水平。遵医嘱规范治疗，勿擅自停药。门诊定期随诊，支架植入之后，应一个月、三个月、半年、一年定期复查血压、血糖、血脂控制情况，以及肝、肾功能等，视情况复查冠状动脉 CT 或冠状动脉造影。

38．冠状动脉造影术后穿刺处为什么会有血肿

冠状动脉造影时导管要通过动脉血管进入身体到达心脏动脉开口，在这个过程中会使用抗凝剂，术后还会应用抗血小板聚集药物，从而导致患者出血风险增加。此时若术后穿刺处肢体过早活动使穿刺处血痂不能形成或脱落，就可能导致穿刺处出血血肿。

39．皮下血肿多久可以吸收

皮下血肿一般需要 7 ～ 20 天的时间可以完全吸收。皮下血肿发生 24 小时内可以用冷敷的方式减少出血，24 小时后可以进行局部热敷、湿敷硫酸镁及涂抹喜疗妥软膏等，促进皮下血肿吸收、消散。

40. 皮下血肿消失了，局部怎么又变成紫色了

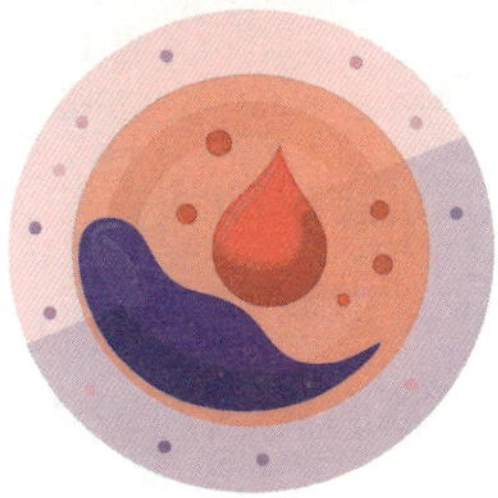

皮下血肿最初局部呈现红色血肿，随着血肿逐渐散开，血液颜色变暗，呈现深蓝并带点紫色，甚至还有可能会出现黑色，大概会维持 1 ～ 3 天。几天后淤紫进入愈合阶段转变成绿色（淤青），当淤青颜色呈现黄色的时候，就是它快好啦！

41. 冠状动脉造影术后多久能撤除压迫止血器

目前绝大多数冠状动脉造影入路都是通过手腕部的桡动脉，术后腕部制动，压迫止血器加压包扎止血。每隔 2 ～ 3 小时值班医生给予逐步减压处理，大约 6 小时后减压完毕，通常 6 ～ 12 小时后撤除压迫止血器，局部进行伤口换药。

42. 冠状动脉造影术后多长时间手能活动

冠状动脉造影术后 30 分钟无异常情况发生，术侧肢体即可进行“手指操”，以利于血液回流，减轻疼痛。

43. 冠状动脉支架能用多长时间

冠状动脉支架又称心脏支架，支架植入后没有所谓的有效

期或者使用寿命一说，一旦植入体内，都是终身的，不会再取出。

44. 冠状动脉支架术后能坐飞机吗

冠状动脉支架术后如果患者恢复良好，心功能正常，病情稳定，没有严重的心律失常、心力衰竭等并发症，按时服药、控制好血压、血糖、血脂等指标，是可以乘坐飞机的。在乘坐飞机前，需要随身携带日常用药，如抗血小板药、降压药、降糖药等，并按时服用。建议选择舒适宽敞的座位，避免长时间保持同一姿势导致血液循环不畅。在乘飞机时，应准备好病历和诊断证明，以便在遇到紧急情况时，医生能迅速了解病史和治疗情况。

45. 进口支架与国产支架哪个更好

在质量上，无论是国产支架还是进口支架肯定都是能放心使用的。支架的选择主要是根据血管直径和长度、血管病变程度来确定。

46. 冠状动脉放支架后还能运动吗

冠状动脉支架紧密贴合在血管内壁上，随着时间的推移，支架成为人体血管的一部分，即使强烈的运动也不会移位或脱落。冠状动脉放支架后可以进行适当的运动。运动可以增加心脏的血流量，增强心肌收缩力并稳定甚至逆转血管斑块，控制糖尿病、高血压和高血脂，有助于减轻压力，增强活力和舒缓疼痛。运动前要先咨询医生，评估状况，制定科学、合理、安全的运动计划，包括运动强度、运动频率、运动类型、运动时间。一般来说，有氧运动如慢跑、散步、游泳等较为适合，运动强度应逐渐增加。除此之外，在运动过程中应随身携带急救药物，如硝酸甘油等，以备不时之需。如出现不适症状，应立即停止运动，并及时就医。

47. 急性心肌梗死后都放支架了，为什么还老抽血

急性心肌梗死放置支架后反复抽血，目的主要是动态观察血清心肌酶谱的变化，用以了解心脏恢复情况。并且，放置支架术后需服用抗血小板药物，如阿司匹林和氯吡格雷，复查血常规及凝血指标，目的是评估抗凝药物剂量是否适当，避免出血风险。药物需通过肝脏和肾脏代谢，定期抽血，可以监测肝肾功能，及时调整用药。高血脂是心脏疾病的一个重要危险因素，抽血检查血脂水平，可以确保其控制在目标范围内。

48. 冠状动脉造影术后为什么要多喝水

冠状动脉介入治疗过程中需要向血管内注射造影剂，造影剂最终经肾脏代谢排出，如有肾功能不全、心功能不全、糖尿病、

肝功能异常等疾病，容易引发造影剂肾病。造影剂通常在使用 3 小时内大部分转化为代谢产物经肾脏排出，故冠状动脉造影术后 3 小时内保证足够的饮水量和尿量非常重要。

49. 冠状动脉造影术后要喝多少水，多长时间喝完

在冠状动脉造影术后应规范化饮水：建议术后 24 小时内有计划地饮水，特别是在术后 3 小时内应强化饮水，每 30 分钟饮水 1 次，每次 200 毫升，确保足够的水分摄入。术后 6 ～ 8 小时内应饮水 1500 ～ 2000 毫升，确保造影剂能够通过肾脏有效排泄。术后 4 小时内尿量大于 800 毫升，帮助加速造影剂的排出。对于心功能不全的患者，饮水量应根据医生的具体指导进行调整。肾功能不全的患者需根据医生医嘱输液，进行水化治疗，严重者需根据病情进行透析治疗。

50. 手术前特别紧张怎么办

建议术前与医生充分沟通，了解手术的过程、目的、风险和可能的结果，按照医生的指导，做好术前的各项准备工作。可以与亲友分享自己的感受和担忧，亲友的支持和安慰会使患者更加安心。可以通过深呼吸和冥想让身体放松。如果紧张情绪持续不减，也可以寻求心理咨询师的帮助。

51．冠状动脉造影术后回家能不能洗澡

如果只是进行单纯的心脏冠状动脉造影，没有放置支架，穿刺伤口愈合良好无感染，病情稳定，在术后 48 小时左右就可以洗澡。但如果是急性心肌梗死、放置支架术后、病情不稳定、有糖尿病或者伤口愈合不良、仍有心前区不适症状等情况，则应适当延长时间。在洗澡时，应避免用力搓揉手术穿刺部位，防止出血及感染。同时，建议使用温水而不是过热的水，以免对身体造成不必要的刺激。

52．冠心病患者能喝酒吗

冠心病患者一般不建议喝酒。酒精会使心率加快，从而加重心脏负担，使病情加重。此外，酒精还会影响血液的凝固性，增加血栓形成风险，引发心肌梗死等严重并发症。因此，冠心病患者在饮酒方面需要特别谨慎，以免加重病情。

53．冠心病患者可以喝咖啡吗

咖啡的主要成分是咖啡因，可以刺激交感神经，引起心跳加快、心肌收缩力增加，可能诱发胸闷、胸痛、心慌、气短等一系列症状。因此，冠心病患者，尤其是病情不稳定的患者，应避免饮用咖啡。

54．冠心病患者可以喝茶吗

适量饮茶有助于刺激中枢神经系统，使人保持清醒状态，缓解疲劳，提高工作效率。同时，茶叶中某些成分还有助于降低体内胆固醇和甘油三酯，维持血管健康。

55．得了冠心病还能吃肉吗

肉类中含有蛋白质、维生素 A、维生素 D、维生素 E 及 B 族维生素，并且含有铁、锌、钾、磷等矿物质等营养元素。冠心病患者应根据自身情况和医生的建议，适量摄入肉类，保持营养均衡。可以选择瘦肉、鱼肉等胆固醇含量较少的肉类。

56．心梗患者能否有性生活

心梗患者性生活前必须评估心脏功能和血压情况。如果能在 10 ～ 15 秒内爬完 20 步楼梯未感呼吸急促、胸痛等症状，心跳与安静时相比增加不超过 20 ～ 30 次 / 分钟；或进行心脏负荷试验，最大心脏负荷＞ 5 METs，那么进行性生活是安全的。一般心肌梗死患者痊愈后 3 个月可以开始性生活，大面积心肌梗死患者完全康复 6 个月后可以开始性生活。

57. 冠状动脉造影结果不严重，不用放支架，但医生开了很多药，为什么

冠状动脉造影结果不严重，不用放支架，不代表没有冠心病或冠状动脉粥样硬化，所以医生会根据病变严重程度开具一些药物来治疗或预防冠心病的进一步发展，而且这些药物应长期坚持使用，如他汀类降脂药物、血管紧张素转换酶抑制剂、钙通道阻断剂、β受体阻滞剂、阿司匹林等。

58. 支架放完为什么还要继续吃药？要吃一辈子药吗

植入冠状动脉支架后，阿司匹林联合氯吡格雷双联抗血小板是需要吃到支架术后至少 1 年的，1 年后复查评估，决定是否改为单一抗血小板药物长期治疗。硝酸酯类药物可预防缺血再发，根据患者情况遵医嘱服用，或减量至停用。β受体阻滞剂、血管紧张素转换酶抑制剂、他汀类降脂药的作用主要是预防冠心病的发展，应该长期服用，根据患者心率、血压、血脂情况可调整药物用法用量。

59. 得了冠心病，是不能受惊吓吗

对于冠心病患者，尤其是老年人或有高血压等并发症的患

者，强烈的情绪波动可能会加剧心脏的负担，甚至触发心律失常、动脉粥样硬化斑块破裂等，增加心血管事件发生的风险。因此，冠心病患者应该避免强烈的情绪波动。

60. 为什么冠心病患者吃七分饱更安全

冠心病患者在饮食上建议采取“七分饱”的原则，主要是因为过饱的饮食习惯可能会对心脏和整体健康产生不利影响。饱餐后消化系统血流增加，导致冠状动脉血流相对不足；同时，胃肠道静脉血回流增加，使回心血量增多，心脏需要更努力地工作，心肌耗氧量增多，因此可能加重心肌缺血。避免暴饮暴食，采取少吃多餐的方式，有助于减轻心脏的负担，对于冠心病患者更安全。

61. 放支架后阿司匹林和氯吡格雷需要服多久

一般来讲，放冠状动脉支架后阿司匹林和氯吡格雷需要服用至少 12 个月。具体服用时间需要主管医生根据患者病情、恢复情况、复查结果等来综合决定。如果冠状动脉支架植入术后还需要行其他外科手术就可能会缩短服用时间，如果患者出血风险不高可能也会延长服用时间。

62. 刚放了支架，多久能拔牙

放了冠状动脉支架后原则上 6 个月内不建议拔牙。因为术后需要服用抗血小板药物，如阿司匹林、氯吡格雷或替格瑞洛等，这些药物会降低血液的凝固能力，增加拔牙后出血的风险。在植入冠状动脉支架 6 个月后，如果病情需要，可以考虑拔牙。对于高危的急性冠状动脉综合征患者，建议冠状动脉支架术后一年再考虑拔牙。在拔牙前，患者应与心脏科医生和口腔科医生充分沟通，进行全面评估，制定一个安全的治疗方案。

63. 做支架的费用都能报销吗

冠状动脉支架手术的费用包括手术费用、支架费用、一次性配置耗材费用等。行冠状动脉支架手术的费用报销比例和具体金额取决于当地的医疗保险政策，不同地区的医保政策可能有所差异，导致报销比例和金额不同。此外，医院的级别和类型也可能影响报销情况。近年来，国家实施了冠状动脉支架集中带量采购政策，显著降低了支架的价格，这可能会影响到医保报销的具体金额和比例。

64. 冠状动脉放了支架，多久能做磁共振检查

植入冠状动脉支架后患者通常是可以做磁共振检查的。目前

绝大部分的冠状动脉支架是由无磁性或弱磁性的不锈钢、钴铬合金或镍钛合金制成的，可以通过磁共振安全检测。早在 2007 年，美国心脏病学会明确指出：多数的冠状动脉支架标注了“磁共振安全”。因此，目前所使用的冠状动脉支架可以安全地在支架放置后 6 ～ 8 周进行磁共振检查。

65. 做完支架后回病房还用输液吗？手上的针什么时候可以拔掉

做完冠状动脉支架后回到病房可能会需要输液。医护人员会根据患者术后的血压、心功能、肾功能、造影剂用量及饮水等情况来决定术后治疗方案，加快造影剂排泄，减少造影剂在肾脏停留时间，从而降低造影剂肾病的发生。通常待患者术后尿量达标，造影剂排出，无不适症状，没有其他需要静脉输注的药物后即可拔除手上的套管针。

66. 为什么冠状动脉造影后要多喝水

因为冠状动脉造影需要用造影剂，如果造影剂过多、过长时间在体内存留，可能会引起造影剂肾病等并发症。避免造影剂肾病最简单实用的方法就是冠状动脉介入治疗后多饮水，加快造影剂排泄，减少造影剂在肾脏停留时间，从而降低造影剂肾病的发生。

67. 为什么大夫建议搭桥而不是放支架

选择心脏搭桥手术还是放冠状动脉支架，主要是根据冠状动脉造影及患者的具体情况综合判断。简单来说，单支病变或较轻的多支病变，首选冠状动脉支架植入治疗。相对不复杂的冠状动脉左主干病变，也可以考虑冠状动脉支架植入治疗。若患者有严重且复杂的多支病变或者合并左主干病变，同时身体条件能耐受开胸手术，冠状动脉搭桥手术会是更佳的选择。

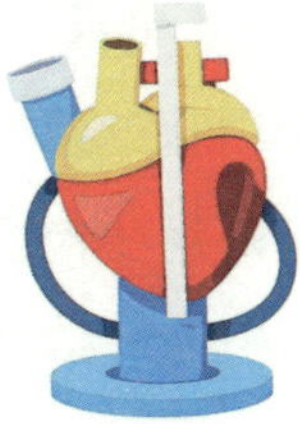

68. 放完支架以后有什么不良反应吗

冠状动脉支架植入通常不会引起不良反应，极少数患者对金属过敏，可能会出现过敏反应。

69. 支架放完会脱落吗

不会脱落。支架采用的是不锈钢、钴铬合金或镍钛合金等材料，具有很强的支撑性和耐腐蚀性，不会生锈及塌陷。

70. 支架最多能放几个

心脏支架最多能放几个并没有明确规定，需要依据患者病情发展具体情况而定。部分患者可能最早放入 1 ～ 2 个冠状动脉支架，之后病情发展又进行支架植入，甚至可能做 4 ～ 5 次支架植入手术，总共放置 5 个或更多冠状动脉支架这种情况比较少见。

如果第一次手术时发现冠状动脉多支、多处病变，考虑需放 3 ～ 4 个甚至更多支架，通常会重新评估手术治疗方案，判断冠状动脉支架植入与冠状动脉搭桥手术哪个更合适。如果是多支、多处病变包括左主干病变，通常首选搭桥手术。但是现在也有搭桥手术和支架植入手术结合，称为杂交手术，如 1 根血管放支架，另外 1 根血管进行搭桥手术。另外还有患者支架后又出现新的血管问题而再进行搭桥，或者搭桥手术中又发现新的问题，也有可能局部再进行支架介入治疗。

71．做完冠状动脉造影给刻光盘吗

可以刻。目前在北京协和医院进行冠状动脉造影的患者可以准备一张空的 DVD 光盘，做完冠状动脉造影后在工作日时段携 DVD 光盘、身份证或医保卡来导管室进行光盘刻录。其他医院会有不同刻录流程。

72．做完支架还可以去西藏等高原地区旅游、开长途车、坐较远程的飞机吗

冠心病患者支架术后能否远途旅游、开长途车或乘远程飞

机，甚至前往西藏等高原地区，需依据个人病情及医生评估确定。若病情稳定、活动耐量良好且无心肌缺血迹象，可在备齐药物及急救措施下考虑出行，但需避开寒冷环境，避免剧烈运动、饱餐及便秘。

73. 做完心脏支架术后多久复查

如果术后没有出现任何不适症状，一般1个月、3个月、6个月、12个月常规复查，调整口服药方案，依据病情需要行冠状动脉CTA或者冠状动脉造影复查。但如果出现胸痛、胸闷等可疑症状，应随时就医。

74. 做完心脏支架术后出现贫血，需要如何处理

冠状动脉支架术后出现贫血的原因可能与高龄、骨髓造血功能下降、血红蛋白异常、药物等有关。支架后如出现贫血，建议及时就诊，根据具体贫血的原因，给予药物或输血等对症治疗。

75. 支架术后可以吃中药调理吗

在坚持冠心病二级预防用药的基础上，可以加服中药治疗，对稳定斑块、保护血管内皮、增加侧支循环等有帮助。但服用中药是辨证的，不要自行添加服用，应中医科就诊开方服用。

76. 得了冠心病，外出运动时需要自备急救药吗？需要的话准备哪些呢

冠心病患者需要长期规律用药，不能因外出而断药。可以在外出时带上日常服用的药物及硝酸甘油含片或者喷雾、消心痛、速效救心丸等急救药物。此外不建议做特别剧烈的活动，如攀岩、马拉松等。

77. 支架术后合并糖尿病的人能喝杂豆粥吗，饮食上有何建议

可以。但糖尿病是心血管疾病的独立危险因素，糖尿病患者高血糖状态间接或直接促进心脏血管冠状动脉粥样硬化、血管狭窄等导致心血管疾病的发生。因此，冠心病合并糖尿病者一般要限制高油、高糖、高盐、高脂食品摄入，不要喝白米粥，最好吃杂豆、杂粮粥，或煮粥时用豆浆代替水。豆浆中含有大量蛋白质，和糖混合在一起，能延缓糖的吸收。

78. 支架手术后，出现大便出血是怎么回事

冠状动脉支架术后便血，可能涉及消化道出血。如果是鲜红的血需要排除患者是否有痔疮等疾病。如果是黑便，则可能是由于服用阿司匹林或氯吡格雷等抗血小板药物所引起的消化道

出血，建议就诊心内科及消化科，进一步检查，视情况调整药物。

79. 冠心病患者怎么通过心率来确定运动强度

可以通过“目标心率法”把握运动强度。一般冠心病患者运动时目标心率：最低目标心率 =（220- 年龄）×0.5，最高心率目标 =（220- 年龄）×0.7，即为合适的运动强度。

80. 吸烟者会使伴侣得冠心病的风险增加吗

会。吸烟及吸入二手烟都是冠心病的可控高危因素。因此，应尽量避免在家中吸烟，吸烟时要保持空气流通。

81. 鱼油可以预防心脑血管疾病吗

鱼油中的 Omega-3（ω -3）脂肪酸虽理论上能帮助降血脂、升“好胆固醇”（高密度脂蛋白胆固醇）、抗动脉粥样硬化及预防血栓形成，对心脑血管有潜在益处，但日常推荐剂量远不足以达到显著降低疾病风险的实效，故保健用鱼油不足以预防心脑血管疾病，亦不可替代药物或手术治疗及健康生活方式。

82. 为什么冠心病患者要定期门诊随诊

冠心病是一种慢性疾病，病情可能随时间进展。定期随诊可以帮助监测病情，便于医生进行生活方式指导，如控制饮食、戒烟、适度运动等。随诊时，医生会评估血压、血糖、血脂等冠心病的危险因素，通过调整药物治疗方案来控制这些因素，减少疾病进一步恶化的风险。定期随诊为患者提供与医生沟通的机会，可以获得心理支持，增强战胜疾病的信心。定期随诊还能够帮助患者和医生更好地管理冠心病，预防急性发作，提高生活质量。

83. 冠心病患者血脂应控制在多少

血脂与冠心病密切相关，所以冠心病患者的血脂控制更严格，低密度脂蛋白胆固醇（LDL-C）是首要关注目标。对于冠心病症状控制稳定的患者，LDL-C 应控制在 1.8mmol/L 以下；对于一年内发生过 2 次及以上心肌梗死、不稳定性心绞痛等急性心血管事件的冠心病患者，LDL-C 应控制在 1.4mmol/L 以下。

84. 冠心病合并高血压，血压应控制在多少

高血压是最常见的心血管疾病危险因素，血压升高可损伤动脉血管内皮而引起动脉粥样硬化，并加速动脉粥样硬化进程。收缩压每降低 10mmHg，冠状动脉疾病风险降低 17%。冠心病合并高血压患者，血压控制目标一般为＜ 130/80mmHg，但高龄或合并脑血管病的患者，需综合权衡决定降压目标。

85. 冠心病合并糖尿病，应如何控制血糖

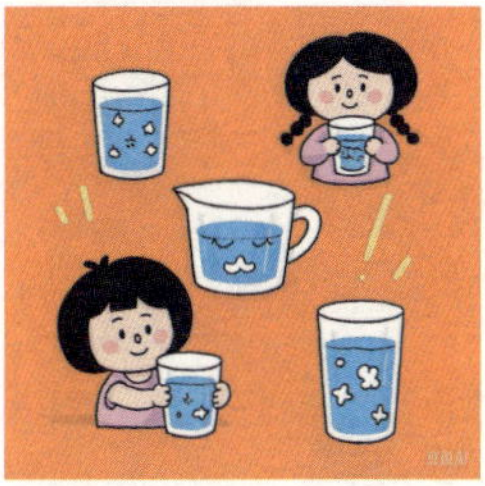

糖尿病是冠心病最重要的危险因素及合并疾病之一，对于合并 2 型糖尿病的冠心病患者，糖化血红蛋白（HbAlc）控制目标为＜ 7%，但是在降低血糖的同时应注意避免低血糖的发生。

86. 冠心病合并慢性肾病接受冠状动脉介入治疗，应如何避免肾损伤

超过 30% 的冠状动脉疾病患者合并中至重度慢性肾脏病，当冠心病合并慢性肾病患者需要接受冠状动脉介入治疗时，可以通过避免使用肾毒性药物、在使用碘造影剂前充分补水水化及尽量减少造影剂用量，来降低造影剂诱发的急性肾损伤。

二 心律失常及心脏起搏器

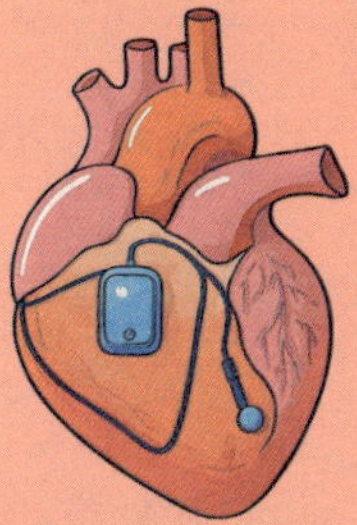

87．心率的正常值是多少

心率的正常值范围是 60 ～ 100 次 / 分。心率受到多种因素的影响，包括年龄、性别、体重、活动水平、药物使用及情绪状态等。

如果心率长期超出正常范围，或者出现突然的心率变化，就需要引起关注了。因此，定期监测心率并关注其变化是非常重要的。

88．心脏老有漏跳感是怎么回事

平时生活中，心脏老有漏跳的感觉，出现这种情况多见于心脏出现早搏，是指心脏在规则跳动（每次心跳的间隔时间基本相等）的情况下突然出现了提前的跳动，这是一种十分常见的心律失常。

89．什么是心律失常

心律失常是由于窦房结激动异常或激动产生于窦房结以外，激动的传导缓慢、阻滞或经异常通道传导，即心脏活动的起源和 / 或传导障碍导致心脏搏动的频率和 / 或节律异常。心律失常是心血管疾病中重要的一组疾病。它可单独发病，亦可与其他心血管疾病伴发。

90. 心律失常有什么症状

心律失常的症状轻重不一，取决于发病的类型、持续的时间，以及原发病的严重程度。典型症状包括心慌、乏力等，但很多患者早期常无任何症状或症状较轻。

91. 引起心脏早搏的原因有哪些

心脏早搏可因情绪激动、紧张、疲劳、不良生活习惯或药物中毒等引起，多为良性并可自行缓解。若早搏频繁伴心慌、胸闷，或伴有冠心病等心脏疾病，且心电图显示早搏频率过高，则可能为器质性早搏，需及时就医诊治。

92. 什么情况需要安装起搏器

心律失常，如严重心动过缓、心房颤动、窦房结功能障碍、病窦综合征和高度房室传导阻滞等；心力衰竭，心脏肌肉弱化和心脏功能减退；急性心肌梗死导致的严重心肌缺血和损伤等，具体情况应由专业医生评估后决定。

93. 心脏起搏器是越贵越好吗

心脏起搏器并非越贵越好，最合适的才是最好的。医生会根据每一个患者的病情，按治疗目的推荐合适类型的起搏器。

94．心脏起搏器大吗

普通心脏起搏器的大小类似于一块男士手表，体积较小，重量轻。无导线起搏器（胶囊起搏器）则更小。

95．心脏起搏器放在什么位置

心脏起搏器通常放置在锁骨下方2～3厘米处的皮肤下。这个位置被称为“起搏器囊袋”。在这里，起搏器通过导线与心脏相连，以便监测和调节心脏的电活动。

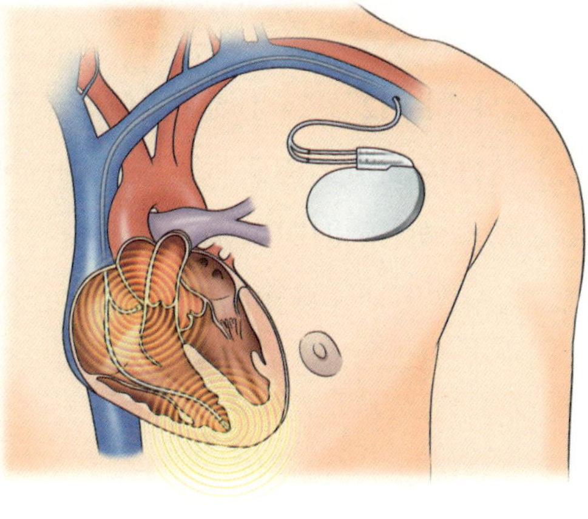

96．放置心脏起搏器过程会有不舒服吗

心脏起搏器置入手术过程中，患者有时会感到不适，特别是进行创伤性操作、穿刺静脉或制作囊袋时。虽然术者通常会

预先使用麻药进行局部麻醉，但由于每个人对麻药的反应和对疼痛的耐受度不同，部分患者可能仍会感受到疼痛，但大部分患者能够良好地耐受这种不适。如果手术中感到疼痛明显，患者应立即与术者沟通，以便调整麻醉深度或采取其他镇痛措施。

97．放置心脏起搏器需要患者怎么配合

在整个放置起搏器过程中，患者不需要特殊配合，只需保持平静并平躺。

98．心脏起搏器术后需要制动多久

手术后通常需要平卧 12 ～ 24 小时，术侧肩关节通常 12 ～ 24 小时限制活动，特殊情况下请遵医嘱。卧床制动期间，大小便在床上进行。鼓励多做术侧肘关节活动、反复握拳动作，促进上肢血液回流。第一次下地注意预防直立性低血压及跌倒。

99．心脏起搏器术后伤口疼怎么办

起搏器置入部位出现局部疼痛，可能与起搏器安装过程中对皮肤、血管的刺激有一定关系。如果是刚刚做的心脏起搏器置入手术，伤口还没有拆线，偶尔疼痛是正常现象，可能是线头反应，一般 5 ～ 7 天伤口拆线愈合后会逐渐消失。如果伤口局部有红肿、疼痛等要考虑感染，需在医生指导下应用抗生素

治疗及局部换药处理。

100．心脏起搏器术后需要换药几次

心脏起搏器术后换药频次由医生根据伤口愈合情况而定，一般术后第 1 天及第 7 天换药，如伤口愈合状况不佳，可根据需要增加换药次数。

101．心脏起搏器术后伤口粘连怎么办？怎么避免

伤口粘连可能会引起伤口周围疼痛感，伤口周围的肌肉、韧带等组织因活动受到牵拉而活动受限，甚至可能会出现伤口周围微小出血的情况。建议出现上述症状到心内科门诊就诊对症处理。如果想要避免术后伤口粘连，需要做到：术后早期（术后 1 ～ 3 个月）结合自身情况进行肩关节的功能锻炼；避免吃过多辛辣刺激性食物；定期到医院进行复查，从而掌握伤口的恢复情况，及时调整治疗方案。

102．心脏起搏器术后有哪些注意事项

起搏器术后注意事项，可从清洁、运动、定期复查等方面综合分析。

（1）清洁：做好伤口局部的清洁、换药，避免感染。

（2）运动：患侧肢体要做一定的幅度动作，但要尽量避免

剧烈的动作。长期不活动置入起搏器的一侧肢体，会引起肢体活动受到限制，从而出现肩部疼痛等症状。

（3）定期复查：置入起搏器后，要定期复查，在出院后的1～2周复查，由医生检查伤口愈合情况，避免感染。3个月内必须进行一次起搏器检查，接下来的6个月和1年要进行随访，之后每年都要进行一次常规的起搏器检查。

103．心脏起搏器术后多久可以洗澡

在心脏起搏器置入术后两周内，建议不要洗澡。在此期间，患者可采用擦身的方式保持清洁。两周后，患者可开始洗澡，但需在伤口局部使用纱布或防水胶布等防护措施。洗澡后，应将伤口处的积水擦干。通常情况下，术后一个月可恢复正常洗澡。

104．心脏起搏器术后还能运动吗

心脏起搏器置入术后可以运动。在置入后早期（置入后1～3个月），建议进行肩关节的功能锻炼、一些轻微运动，如肩关节内旋、外展、前屈、后屈、手指爬墙练习或日常家务劳动。置入心脏起搏器三个月后，进行一些日常运动，如慢跑、游泳、快走、登山等不受影响，但是一定要注意不能够剧烈运动，尤其是患侧上肢。

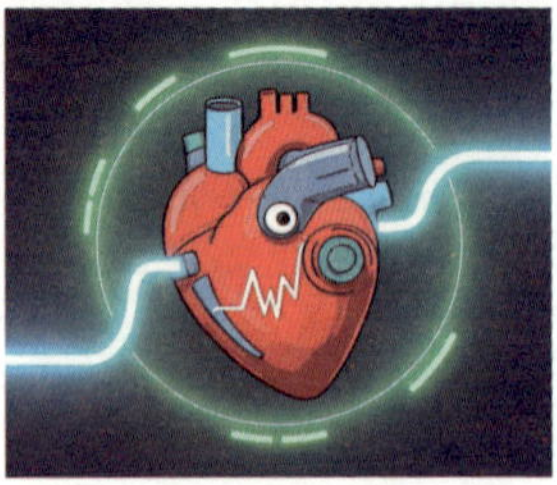

105. 安装心脏起搏器后家用电器对其有影响吗

生活中所使用的大部分家用电器，是不会影响起搏器正常工作的，但要保证电器具有良好接地，漏电的电器会对人体和起搏器造成伤害。一般建议手机最好还是离起搏器安装的位置10厘米以上，接电话时用对侧的耳朵来接听。

106. 安装心脏起搏器后还能开车吗

安装心脏起搏器后是否可以开车需要多个因素来决定，如个人健康状况、起搏器的适应情况等。如果医生认为患者的健康状况允许，且没有其他限制，那么在安装起搏器后恢复驾驶通常是安全的，大多数患者术后都是可以开车的。

107. 放了心脏起搏器，可以坐飞机吗

置入心脏起搏器后能正常乘坐飞机，在飞机起飞和下降过程中由于飞行角度、速度及高度变化，有可能会出现一些轻微不适，但不会影响心脏起搏器正常工作。

108. 机场安检对心脏起搏器有影响吗

机场的安检装置可能会影响起搏器的功能，引起头晕、心跳异常等。且通过安检时，金属探测器会探测到患者体内的起

搏器，发出警报。所以可以在安检前向有关人员出示起搏器识别卡，进行人工安检，可以避免上述问题。

109. 安装心脏起搏器后能做磁共振、CT、PET/CT 检查吗

若安装的是抗磁共振起搏器，那么原则上置入起搏器 6 周之后可以做磁共振检查，并且检查前后应联系专业人员予以程控起搏器。若安装的是非抗磁共振起搏器，那么不可进行磁共振检查。CT 及 PET/CT 对装有心脏起搏器的人没有影响，可以进行相关检查。

110. 安装心脏起搏器后有哪些检查或治疗不能做

安装心脏起搏器后有一些影响电磁的检查或治疗不建议做，如磁共振检查（抗磁共振起博器除外）、电针治疗、体外碎石机碎石、电休克治疗、电除颤、高低频治疗仪治疗及电刀、短波、微波热透治疗等。

111. 怎么判断自己的心脏起搏器电池电量耗尽了

首先需要明确的是心脏起搏器术后患者应该遵医嘱定期随诊，随诊过程中就能监测起搏器电量情况。此外，在起搏器电量耗尽前会出现一些临床症状，如出现黑矇、晕厥等情况，此

时患者一定要来医院，通过起搏器程控仪检测，就可以简单地看到起搏器剩余电量。

112. 更换心脏起搏器与第一次置入有什么不同

心脏起搏器更换通常是指在脉冲发生器电池耗尽的情况下，更换脉冲发生器。相较于第一次新装起搏器而言，更换起搏器一般不需要换电极导线，所需费用较低，医生操作也更为简便。在电极参数完好的情况下，仅需卸除原有脉冲发生器，换上新的脉冲发生器即可。

113. 什么是胶囊起搏器？是否能取出来

无导线起搏器，体积比传统心脏起搏器减少 93%，重量仅约 2 克，其外观像我们平时服用的胶囊药物，故又被称为“胶囊起搏器”。它是当今全球重量最轻、体积最小的起搏器，使用寿命在 10 年以上，后期如需更换可以通过微创的方式取出。

114. 胶囊起搏器如何置入体内

胶囊起搏器的正式名称为无导线起搏器，是集脉冲发生器与电极导线于一体的新型起搏器，无须静脉置入心内膜导线，而是以微缩胶囊的形式植入患者的心腔内，因此也无须皮下切口和囊袋。

115. 胶囊起搏器手术伤口在哪儿

无导线起搏器在全麻或者局麻手术下进行，通过股静脉穿刺，经专门的递送系统将无导线起搏器送入心腔内，于右心室释放，并固定在心室肌。所以胶囊起搏器的手术伤口在一侧腹股沟部位。

116. 置入临时起搏器有什么作用

临时心脏起搏器一般具备以下作用：对于严重心律失常、心脏传导阻滞等可能导致心搏骤停的患者，临时起搏器可以维持心脏的正常节律；在自身心脏起搏功能受损时，保持适当的心率和心输出量，保证重要脏器的血液供应；在等待永久起搏器置入期间，为患者争取治疗时间和稳定病情的过渡措施，或在心脏手术后，患者心脏功能暂时不稳定时，帮助患者心脏恢复正常节律，促进术后康复。

117. 临时起搏器术后需要制动吗

临时心脏起搏器术后患者需卧床休息，置入起搏器的一侧肢体需制动。如临时起搏器从股静脉置入，患者需在床上平卧，避免压迫或活动术侧下肢。如临时起搏器从颈内静脉和锁骨下静脉置入，术侧上肢不可大幅度活动，避免导管、电极脱位或移位导致起搏功能不良。

118. 临时起搏器能留多久

一般来说，临时起搏器在体内的保留时间为 1 ～ 2 周，最长不超过 1 个月。两周后，如果患者症状缓解，可以将其移除。如果患者仍有一系列症状，如心率缓慢和房室传导阻滞，且无恢复迹象，则应考虑置入永久性起搏器。

119. 临时起搏器拔除后需要注意什么

临时心脏起搏器拔除后，通常用消毒剂消毒伤口，之后用无菌敷料外贴保护。其间观察伤口恢复情况，保持敷料清洁干燥。如拔除股静脉置入临时起搏器，患者不要做深蹲、盘腿等动作。如拔除颈内静脉或锁骨下静脉置入临时起搏器，患者颈部或术侧上肢避免扭动、拉伸等大幅度运动。若伤口结痂，不可用手抓挠，否则可能会造成伤口出血及感染。此外，临时起搏器拔除后要注意劳逸结合，不做剧烈运动。

120. 半永久起搏器是什么

半永久起搏器，又称为表面起搏器，是一种外置式的医疗设备，具有心脏起搏和恢复心脏正常节律的功能。半永久起搏器是一种临时性的起搏设备，适用于短期起搏需要，如术后起搏、心脏复苏、急救等情况。半永久起搏器还可以监测心脏电活动，通过显示心电图来评估心脏功能和诊断心脏病变。

121. 半永久起搏器与传统起搏器的区别

半永久起搏器与传统起搏器相比较，前者无须进行手术置入，因此可以减少患者的痛苦和手术风险，并且灵活性更高，可以根据患者的需要进行调整和更换。但由于是临时性设备，半永久起搏器不适用于长期需要起搏的患者。

122. 什么是 ICD

ICD 是指植入型心律转复除颤器。在临床上主要适用于治疗恶性室性心律失常患者。

123. 哪些疾病需要安装 ICD

安装 ICD 有着明确的适应证：不可逆原因引发的室颤；血流动力学不稳定的持续性室性心动过速导致的心搏骤停的幸存者；器质性心脏病，伴自发持续性室性心动过速；原因不明的晕厥，心电生理检查能够诱发出显著血流动力学改变的，持续性的室性心动过速或者心室颤动的患者；心肌梗死导致左室射血分数＜35%，心脏功能为 II 级或者 III 级的患者；心肌梗死所导致左室射血分数＜30%，心功能 I 级且梗死后 40 天以上的患者，可以安装ICD。

124. ICD除颤起搏器工作时患者会有什么感觉

ICD在持续监测心律时，患者并无自觉症状。然而，一旦监测到恶性心律失常，ICD便会执行除颤电击治疗，旨在恢复正常心律。部分患者在经历除颤治疗时，可能会感受到“胸口遭猛击或踢击”的感觉，并伴有轻度不适，如眩晕、不适、精神恍惚或惊吓等。这些症状属于接受ICD治疗的正常反应，表明设备在正常运作，无须过分担忧。

125. 什么是“电风暴”

室性心律失常风暴简称电风暴，是指24小时内发生2～3次及以上的室性心动过速和/或心室颤动，引起严重血流动力学障碍而需要立即电复律或电除颤等治疗的急性危重性症候群。

126. 要是反复发作“电风暴”该怎么办

反复发作电风暴的患者不仅治疗棘手，而且预后较差。植入ICD是及时治疗和预防电风暴发作的最佳非药物治疗方法，特别对于无法去除或未能完全去除电风暴病因（如遗传性离子通道病等）的患者更为重要。此外，抗心律失常药物能有效协助电除颤和电复律，控制电风暴的发作和减少电风暴的复发。

127. 为什么要定时做起搏器程控检查

起搏器程控检查是定期对心脏起搏器进行的一种非侵入性检查，其目的主要包括以下几点：监测起搏器功能、检查电池状态、调整参数、检测并发症、评估患者状况、随访研究、患者教育。起搏器程控检查通常由专业的医护人员在诊所或医院进行，使用特殊的程控器与起搏器进行通信。这种检查是无痛的，通常只需要几分钟到十几分钟的时间。定期的程控检查对于确保患者安全、有效地使用起搏器至关重要。

三 房颤及射频消融术

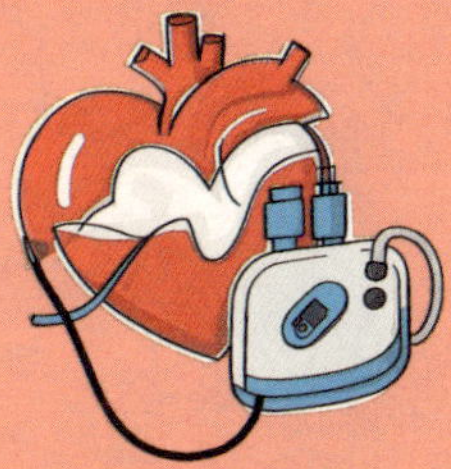

128. 早搏是把脉就可以诊断吗

早搏是指异位起搏点发出的过早冲动引起的心脏搏动，为最常见的心律失常。早搏的诊断必须依靠心电图，单纯把脉是无法诊断早搏的。

129. 什么是房颤

心房颤动简称房颤，是临床当中最常见的心律失常类型之一。房颤是心房规则有序的电活动丧失，导致心房出现无序的冲动，失去有效的收缩和舒张。

130. 房颤的危害有哪些

房颤是一种常见的心律失常，它可能会导致多种危害，主要包括以下几方面：脑卒中、心脏功能减退、生活质量下降、认知功能下降、心肌梗死、心脏增大、全身血栓栓塞、死亡率增加。由于房颤的危害较多，对于确诊为房颤的患者，医生通常会根据患者的具体情况进行风险评估，并制定相应的治疗和管理策略，以降低这些风险。这包括药物治疗（如长期使用抗凝药物预防血栓形成）、生活方式的调整、电生理治疗（如射频消融术）等。

131. 什么是射频消融术

射频消融术是一种利用特定频率的无线电波来破坏异常组织或肿瘤的治疗。这种技术在心脏病学和肿瘤学领域都有应用。射频消融术在心脏病学中主要用于治疗心律失常，尤其是当药物治疗无效时。射频消融术可以治疗多种心律失常，如心房颤动（房颤）、心房扑动（房扑）、室性早搏（室早）、室上性心动过速（室上速）、室性心动过速（室速）等。

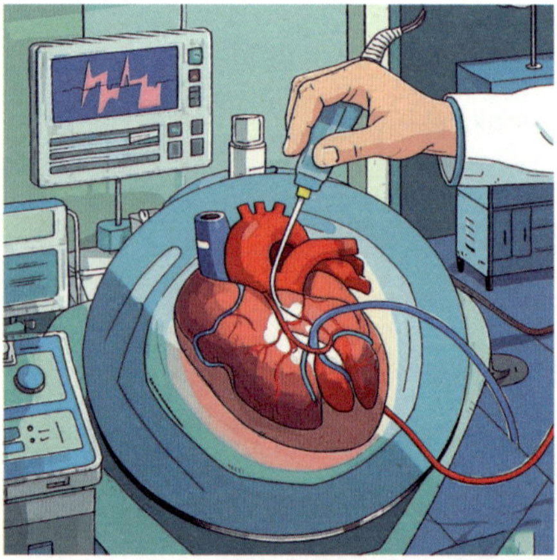

132. 房颤冷冻球囊消融与射频消融有什么区别

房颤冷冻球囊消融与射频消融是两种常见的房颤治疗方法。

冷冻球囊消融是通过制冷剂带走心脏组织温度，低温导致心肌组织细胞坏死，从而消除导致房颤的异常电信号。射频消融是通过射频电流产生的高温，使局部病变组织内水分蒸发，变性坏死，达到治疗的目的。

对于阵发性房颤，冷冻球囊消融的手术时间短、疼痛小且成功率高；而对于部分持续性房颤患者，可能需要更复杂的线性消融，此时射频消融术更优。冷冻球囊消融与射频消融各有优势，选择哪种方法取决于患者的具体病情、医生的建议及患者对手术的耐受性。在做出选择前，患者应与医生充分讨论，选择最适合自己的治疗方案。

133. 射频消融术中需要患者如何配合

在射频消融术中，患者的配合非常重要，具体的注意事项有：

（1）术前准备时应遵循医生的指示，包括术前禁食、禁水等；

（2）如实告知医生自己的健康状况、正在服用的药物，以及任何过敏史；

（3）穿着宽松舒适的衣服，方便手术操作；

（4）在术中需要配合医生，保持放松，按照医生的指示进行呼吸或保持特定姿势；

（5）如果感到不适，应及时告知医生或护士；

（6）术后应遵守术后恢复指南，包括休息、服用药物、观察伤口等；

（7）按时回医院进行复查。

134. 射频消融术中会有什么不舒服吗

射频消融术手术过程中，患者可能会感到轻微的疼痛或不适，尤其是在导管插入或射频能量传递时。医生通常会给予局部麻醉来减轻疼痛，并在必要时提供镇静剂。有些患者也可能会因为手术而感到紧张或焦虑，医护人员会提供必要的心理支持。

135. 射频消融术伤口大吗

射频消融术是心血管介入治疗手术的一种，为微创手术，伤口大小大概是圆珠笔芯粗细，手术结束后会放个纱布加压包扎(就像抽血后要用棉球按压帮助止血)。

136. 射频消融术是从动脉还是静脉穿刺

射频消融术的通路选择需根据心律失常的发病来源确定，动脉通路或静脉通路均有可能。一般情况下房颤、房扑、室上速射频消融术为静脉穿刺入路，室早会根据来源决定穿刺动脉还是静脉。

137. 做射频消融术时，患者是清醒的吗

射频消融术一般是在局部麻醉的情况下进行，也就是只对

穿刺部位进行麻醉，整个手术过程患者是清醒的。近年来，部分医院导管室和麻醉科联合开展全麻房颤射频消融术，手术前会根据患者基础身体情况及个人意愿，选择全麻或者局部麻醉手术。

138. 房颤射频消融术疼吗

房颤射频消融手术过程中，患者会有轻微的不适或胸部烧灼感，敏感的患者可能有较剧烈疼痛。医生在手术中会持续进行镇静镇痛，患者不必过于紧张。

139. 房颤射频消融术手术时长是多少

房颤射频消融术如果过程顺利，手术时长通常为 2 ～ 3 小时。

140. 房颤射频消融术后，多久可以下地

房颤射频消融术作为微创介入疗法，手术无须“大开刀”，术后仅留微小穿刺点。术后需卧床 6 小时对静脉穿刺点进行压迫制动以保障安全及手术效果。随后，患者可在床上适度活动，直至约 12 小时（具体时间遵医嘱）后绷带解除，方可安全下床活动，这一系列措施旨在促进患者顺利康复。

141. 房颤射频消融术后为什么要吃流食或半流食

食管位于左心房的后方。在消融心房，尤其是左心房的后壁时，热量会不可避免地传至食管，对食管造成一些轻度的损伤。对于房颤射频消融术后的患者，需要进食温凉的流食或半流食1～2周，避免加重对食管造成的损伤，导致心房食管瘘等严重并发症。

142. 房颤射频消融术后流食吃不饱怎么办

可以增加进餐次数，少食多餐，患者可每隔2～3小时进一次餐，每天进餐5～6次。每日的食物品种要多样化，以增进食欲。

143. 做完射频消融术后多久可以洗澡

一般术后1～2天，穿刺处结痂后即可淋浴。射频消融术属于微创手术，没有切口，只有1～3个小的穿刺点，因此不必过分担心“伤口感染”的问题。

144. 室早射频消融术为什么一定要发病才能做

室早的反复发作犹如心脏内存在一个“捣蛋鬼”，在“捣蛋鬼”活跃的时段，更容易进行目标定位，从而有利于射频消融手术的进行。在射频消融手术过程中，若室早未发作，“捣蛋鬼”

未出现，手术医生可以运用诱发或起搏等方法来发现并消除它。然而，约有 10% 的患者“捣蛋鬼”藏匿较深，在手术过程中难以发现，此时则需等待适宜的时机再行射频消融手术。

145. 房颤患者已行射频消融术，为什么还会有房颤

部分房颤患者射频消融术后，可能因恢复期未满（术后三个月内心房仍有房颤发生）、手术本身未成功或未遵医嘱按时服药（如胺碘酮）等原因，导致房颤复发。建议耐心等待恢复期后（手术三个月后）评估，必要时咨询医生探讨后续治疗方案。

146. 房颤射频消融术后，还需要吃药吗

房颤射频消融术后是否需要继续服药，这取决于多个因素，包括患者的具体病情、房颤的类型、射频消融的效果，以及是否存在其他心脏病风险。因此，房颤患者在接受射频消融术后，应定期随诊复查，遵循医生的指导进行药物治疗。在术后随访中，医生会根据患者的恢复情况和心电图等检查结果来调整药物治疗方案。患者不应自行停药或更改药物剂量，以免影响治疗效果。

147. 做完房颤射频消融术后多久复查

房颤射频消融术后的复查安排会根据患者的具体病情和手

术后的恢复情况而有所不同。出院前，医生会根据患者的恢复情况给出初步的复查计划，一般为 3 个月、半年、1 年。此后，如果没有复发或其他问题，复查的频率可能会降低，通常每年至少复查一次。需要注意的是，如果有出血和房颤复发等情况，应随时就诊复查。

148．房颤患者为什么吃抗凝药

房颤患者心房失去收缩力、血流淤滞，常会并发血栓栓塞，栓子来自左心房，多在左心耳部。栓子可能随血液循环流动到全身各处造成血管堵塞，尤其以脑栓塞危害最大。因此，抗凝治疗是房颤治疗的重要内容。

149．服用华法林期间该注意什么

华法林用药期间每日应固定时间服药 1 次，切勿漏服；如错过用药时间，尽快在同 1 天内补服，不能 1 次服用双倍剂量。严格按医嘱剂量服药，不要擅自增减剂量，按时复查凝血功能，关注其中的国际标准化比值（international normalized ratio, INR）数值，该值应控制在 2.0 ～ 3.0。

150．新型抗凝药有哪些

目前在我国上市的新型口服抗凝药物主要有直接凝血酶抑

制剂（达比加群酯）和直接 Xa 因子抑制剂（利伐沙班、阿哌沙班和艾多沙班）。新型抗凝药主要用于预防非瓣膜性房颤相关卒中及体循环栓塞，预防和治疗肺栓塞和深静脉血栓形成，预防关节置换术后静脉血栓形成等。

151．新型抗凝药有哪些特点

新型口服抗凝药物的特点是不需要经常进行凝血指标监测，可以固定剂量口服给药，治疗安全剂量较宽，起效和失效均较迅速，与其他药物和食物相互作用的发生率较低。

152．服用新型抗凝药需要注意什么

新型口服抗凝药主要的不良反应是出血。新型口服抗凝药在体内代谢较快，轻微出血一般不需要紧张，常常可以自行止血或缓解。一旦出血较为严重，比如出现眼睛出血、尿液颜色呈红色、消化道出血、皮肤瘀斑范围明显扩大、月经量过多及严重头痛等情况，应及时前往医院就诊。日常服药期间需要注意，虽然新型口服抗凝药少有饮食搭配禁忌，但仍然需要忌酒，因为酒精会增加出血风险，并可能降低药物的疗效。同时注意避免从事可能造成出血的活动（小心或尽量不使用锋利工具等），避免磕碰等，尽量使用软毛牙刷刷牙。

153．新型抗凝药漏服了怎么办

在新型口服抗凝药的使用过程中，漏服的处理尤为重要。不同的抗凝药物漏服了，补救措施不一样。

利伐沙班、艾多沙班（通常一日给药 1 次）：如果漏服≤ 12 小时，尽快补服这一次剂量，次日按原计划正常服用。如果漏服 >12 小时，无须补服，直接跳过本次剂量，次日按原计划正常服用。

达比加群酯、阿哌沙班（通常一日给药 2 次）：如果漏服≤ 6 小时，尽快补服这一次剂量，后按原计划服下一次药。如果漏服＞ 6 小时，无须补服，直接跳过本次剂量，后按原计划服下一次药。

四 高血压及家庭降压治疗

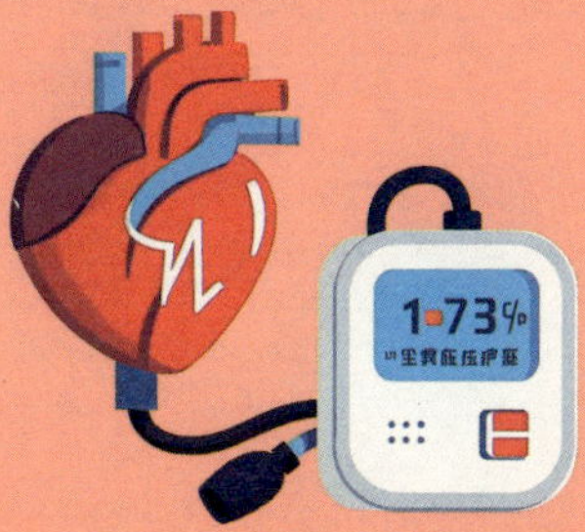

154. 血压正常值是多少

2023 年最新国际标准中规定，正常成年人血压的收缩压 < 130mmHg，舒张压 < 85mmHg 为正常血压值，而收缩压 130 ～ 139mmHg，舒张压 85 ～ 89mmHg 为正常高值。

155. 高血压发病的主要危险因素有哪些

我国人群高血压发病主要危险因素有高钠、低钾饮食，超重和肥胖，过量饮酒，长期精神紧张，年龄，高血压家族史，缺乏体力活动，血脂异常和糖尿病。

156. 高血压与体重有什么关系

超重和肥胖显著增加全球人群全因死亡的风险，同时也是高血压发病的重要危险因素。身体质量指数（BMI）又称为体重指数、体质指数，是国际上用来衡量人体胖瘦程度及是否健康的一个指标。体质指数（BMI）越高，高血压发病风险越高。我国成年人 BMI 在 18.5 ～ 23.9kg/m^2，24.0 ～ 27.9kg/m^2 表示超重，> 28.0kg/m^2 时表示人体处于肥胖状态。

内脏肥胖指体内营养过剩，脂肪不断堆积在腹部内脏，也是我们常说的腹型肥胖。内脏型肥胖与高血压的关系较为密切，随着内脏脂肪指数的增加，高血压患病风险也相应增加。

157. 高血压有并发症吗

高血压若未经有效控制，可引发多种并发症，包括心肌肥大、心绞痛、心肌梗死等心脏疾病，增加脑卒中风险，损伤肾脏导致肾小球硬化、肾小管萎缩等，还可能引发视网膜及眼底病变。这些并发症的发生与血压升高的程度、病程长短及个人体质等多重因素有关。

158. 高血压患者家庭监测血压应该怎样选择血压计

建议使用经过国际标准认证的上臂式家用自动电子血压计，不推荐腕式血压计、手指血压计、水银柱血压计进行家庭血压监测。电子血压计使用期间应定期校准，每年至少 1 次。

159. 高血压患者如何用血压计测血压

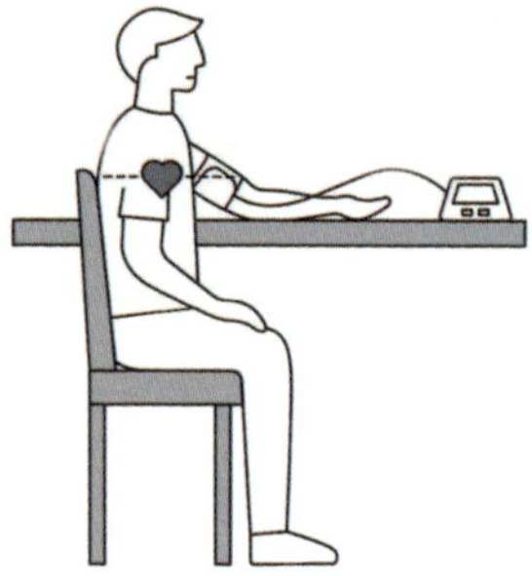

测量前，患者应舒服地坐在有靠背的椅子上休息 5 分钟；休息时和测量时患者不要讲话；测量的上臂应裸露或穿单薄的衣袖；测量的上臂要有支撑（可放于桌面）；保证袖带与心脏同高；患者双腿不能交叉且双脚平放在地面上。

160．高血压患者血压测量频率是多少

对初诊高血压患者或血压不稳定高血压患者，建议每天早晨和晚上测量血压，每次测 2 ～ 3 遍，取平均值，建议连续测量家庭血压 7 天，取后 6 天血压平均值。血压控制平稳且达标者，可每周自测 1 ～ 2 天血压，早晚各 1 次。最好在早上起床排尿后，服降压药和吃早餐前，后固定时间自测坐位血压。

血压每一次测量结果都会产生变化，高血压患者不宜频繁测血压。过于频繁测量血压，因血压测量不准确，导致测量血压者精神紧张，可能会引起血压进一步升高。

161．一到医院血压就高是怎么回事

这种现象被称为“白大衣高血压”，是由于患者在医院环境中，见到医生或护士时感到紧张、焦虑所致。这种情绪激活了交感神经系统，使心跳加快、血管收缩，进而引起血压暂时升高。离开医院环境后，这类患者的血压往往可以恢复正常。因此，单靠医院的测量结果并不能全面反映真实的血压情况。建议这类患者在家自行监测血压，以便了解更真实的情况。

162．什么是动态血压监测

动态血压监测是一种通过便携式血压测量设备在日常生活

中连续记录血压的方法。这种监测方式可以提供24小时内的血压变化数据，帮助医生更准确地评估患者的血压控制情况和血压波动模式。动态血压监测可以评估24小时血压昼夜节律、监测直立性低血压、餐后低血压的发生等。高血压患者完善24小时动态血压监测对预测心血管事件发生风险有十分重要的意义。

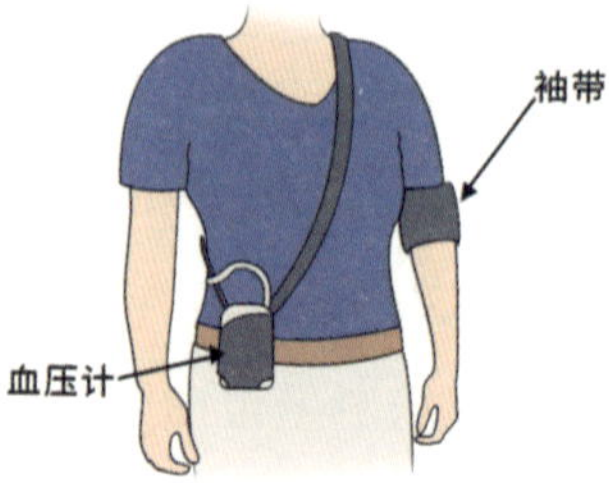

163. 心梗后血压不高，为什么还要吃降压药

心梗后血压不高但仍需继续服用降压药，是因为心梗后患者心肌供氧不足。而部分降压药如卡托普利或美托洛尔等，除了降压作用外，还能有效地保护心脏，避免心脏结构进一步受损，减少心衰等严重后果的发生。

164. 高血压患者降压治疗的目标值是多少

高血压治疗的根本目标是降低高血压患者的心、脑、肾与血管并发症的发生和死亡的总风险。一般高血压患者降压治疗的目标是血压 <140/90mmHg，如能耐受，血压应进一步降至 <130/80mmHg。65 ～ 75 岁的老年人血压目标值 <140/90mmHg，如能耐受可降至 <130/80mmHg；80 岁及以上高龄老年人血压目标值 <150/90mmHg，如能耐受可降至 <140/90mmHg。

165. 血压正常后能不能停用降压药物

血压虽正常，但不可擅自停药。持续平稳控制血压是降压治疗的关键。停药或不当减药易致血压波动，增加并发症发生的风险，如心脏病、尿毒症等。如有需要，应在医生指导下调整用药。

166. 高血压患者的日常饮食应注意什么

高血压患者应减少摄入烹调用盐及含钠高的调味品（包括味精、酱油）；避免或减少食用含钠盐量较高的加工食品，如咸菜、火腿、各类炒货和腌制品。建议在烹调时尽可能使用定量盐勺，以起到警示的作用，每日盐摄入量应控制在 5 克以下。增加膳食中钾摄入量可降低血压，可多吃富钾食物如新鲜蔬菜、水果和豆类。肾功能良好者可选择低钠富钾替代盐。肾功能不全者补钾前应咨询医生。

过量饮酒显著增加高血压的发病风险，建议高血压患者不饮酒。如饮酒则应少量并选择低度酒，避免饮用高度烈性酒。每日酒精摄入量男性不超过 25 克，女性不超过 15 克。

167. 高血压患者是否可以进行运动

高血压患者可以运动。适当的运动可以有效地帮助患者控制血压。规律的有氧运动如散步、慢跑、骑自行车等能够降低血压、增强心血管健康。但运动前最好咨询医生，评估自身的心血管功能，制定个性化的运动计划。

168．高血压患者如何选择适合的运动

建议每周进行至少 150 分钟的中等强度有氧运动。高血压患者在规范用药的基础上，如果运动前收缩压和 / 或舒张压超过 180mmHg 和 / 或 110mmHg，应控制血压后再进行运动。高血压患者在进行力量训练时要避免屏气动作，以减少胸膜腔内压和肺内压增高导致的心肌供血不足风险。做高强度运动，不要突然停止，要逐渐降低运动强度，保持放松时间 5 分钟以上，以防范运动后低血压的发生。

169．高血压能治愈吗

高血压是一种慢性疾病，通常不能被完全治愈，但可以通过药物治疗、生活方式的调整及健康习惯的养成来有效控制血压，防止并发症的发生。患者需要定期监测血压，并在医生指导下使用降压药物，同时保持健康饮食、适量运动、控制体重、限制酒精摄入、戒烟等，以维持血压在正常范围内。

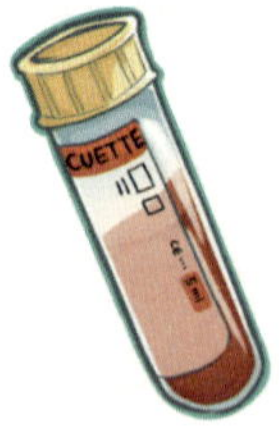

五 血脂异常与调脂治疗

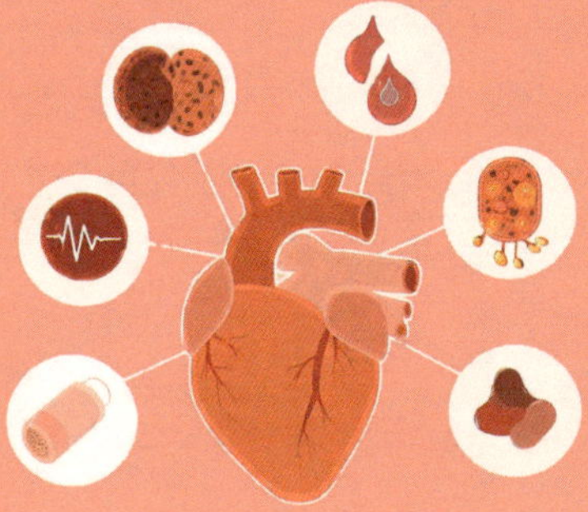

170. 什么是血脂

血脂是血清中的胆固醇、甘油三酯和类脂（如磷脂）等的总称，血脂不溶于水，其在血液里的运输需要有载体的帮助，也就是载脂蛋白。载脂蛋白搭载着血脂，形成脂蛋白，使得血脂能够顺利被运输至组织进行代谢。其中低密度脂蛋白胆固醇是动脉粥样硬化性心血管疾病的致病性危险因素。

171. 血脂都看哪些指标

目前临床上常规的血脂化验主要分为两种：血脂四项和血脂七项。

血脂四项包括总胆固醇（TC）、甘油三酯（TG）、低密度脂蛋白胆固醇（LDL-C）及高密度脂蛋白胆固醇（HDL-C）。血脂七项包含了血脂四项的同时，增加了载脂蛋白 A1（ApoA1）、载脂蛋白 B（ApoB）及脂蛋白（a）。其中脂蛋白（a）浓度主要与遗传有关。

172. 低密度脂蛋白胆固醇（LDL-C）对身体有什么危害

低密度脂蛋白胆固醇对身体的危害主要涉及心血管系统，是动脉粥样硬化性心血管疾病的致病性危险因素。LDL-C 的增高会增加血管受损的风险，加速冠状动脉粥样硬化，进而导致血管狭窄，从而诱发心绞痛、急性心肌梗死等危及生命的疾病。

173. 正常的血脂指标是多少

中国大部分成人为血脂异常的低危人群，以下列出了低危人群的主要血脂指标的参考标准：总胆固醇＜ 5.2mmol/L, 低密度脂蛋白胆固醇＜ 3.4mmol/L，甘油三酯＜ 1.7mmol/L，脂蛋白（a）＜ 300mg/L。

174. 如何区分遗传性高血脂与后天的血脂异常

传统上血脂异常按照脂质和脂蛋白增高的模式进行分类。

遗传性高血脂：通常有家族病史，家族中多个成员可能都有高血脂的情况。发病年龄通常较早，有时甚至在儿童或青少年时期就会出现血脂异常。

后天血脂异常：家族史不是主要影响因素，可能与个人的生活方式、饮食习惯、疾病状态等有关。多见于中老年人群，尤其是随着年龄增长，生活方式的影响逐渐累积。

175. 儿童青少年会出现血脂异常吗

会的。对于儿童青少年血脂异常，生活方式调整包括运动和饮食控制。这是调脂治疗的基础。建议每天进行不少于 1 小时的中等到高强度运动并且每天连续静坐时间不超过 2 小时。

而膳食干预既要改善血脂异常，也要保证足够的营养摄入，不影响生长发育。

176. 为什么有的人瘦，但血脂还是高

有些人即使体型较瘦，血脂水平依然偏高。这通常与遗传因素有关，某些基因可能使体内胆固醇和甘油三酯代谢异常。此外，瘦人如果饮食结构不健康，摄入过多饱和脂肪、反式脂肪，也可能导致血脂升高。因此，即便是体型苗条的人，也需要通过健康的生活方式来控制血脂，并定期监测血脂水平。

177. 血脂异常的早期症状有哪些

血脂异常通常没有明显的早期症状，这使得它很难被及时发现。多数患者是在体检中发现血脂升高。一些长期未控制的血脂异常可能会引发动脉粥样硬化，严重者可能导致冠心病、脑卒中等心脑血管疾病。因此，定期体检尤为重要，尤其是高风险人群，如有家族史、肥胖、患糖尿病等。

178. 血脂检测前需要做什么准备

血脂检测前应保持日常饮食和体重稳定两周，避免 24 小时内剧烈运动，抽血前最好空腹 12 小时（至少 8 小时，最长不超过 16 小时），抽血前还应坐位休息至少 5 分钟。

179. 血脂高就要吃降脂药吗

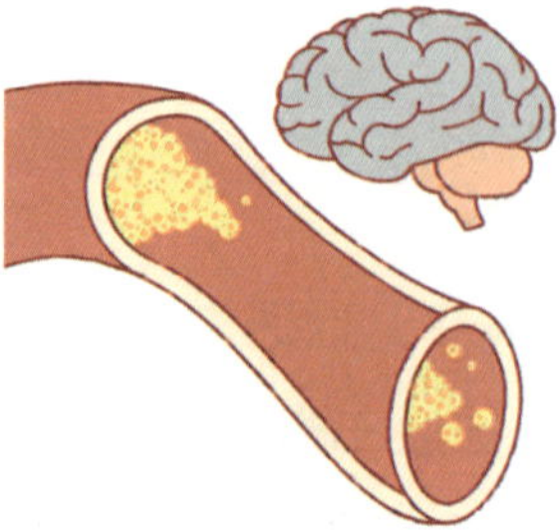

降脂治疗中首先推荐健康生活方式，包括合理膳食、适度增加身体活动、控制体重、戒烟和限制饮酒等，其中合理膳食对血脂影响较大。当生活方式干预不能达到降脂目标时，应考虑加用降脂药。

180. 常用降脂药物有哪些？主要作用是什么？不良反应有哪些

表 1 常用降脂药物及其作用和不良反应

分类		代表药物	作用	不良反应
降低胆固醇的药物	他汀类药物	阿托伐他汀、瑞舒伐他汀、匹伐他汀	显著降低血清 TC、LDL-C 和 ApoB 水平，是降脂药物治疗的基石	肝功能异常，肌肉并发症如肌炎、肌痛
	胆固醇吸收抑制剂	依折麦布、海博麦布	抑制饮食和胆汁中的胆固醇在肠道的吸收，与他汀类药物联合使用效果好	多为一过性轻微不良反应，如头痛和消化道症状。禁用于妊娠期和哺乳期
	PCSK9 抑制剂	依洛尤单抗、阿利西尤单抗	阻止低密度脂蛋白受体相关蛋白降解，促进 LDL-C 的清除	注射部位发痒和流感样症状

续　表

分类		代表药物	作用	不良反应
降低甘油三酯的药物	贝特类药物	非诺贝特片、苯扎贝特	降低血清TG水平和升高HDL-C水平	肝脏、肌肉和肾毒性
	烟酸类药物	烟酸	大剂量时有降低TC、LDL-C和TG以及升高HDL-C的作用	面色潮红、皮肤瘙痒、皮疹、高尿酸血症、肝脏损害

注：TC，总胆固醇；ApoB，载脂蛋白B；TG，甘油三酯；LDL-C，低密度脂蛋白胆固醇；HDL-C，高密度脂蛋白胆固醇；PCSK9，前蛋白转化酶枯草溶菌素9。

181. 降脂药物漏吃一顿有没有影响

偶尔漏服一顿降脂药物通常不会对整体治疗产生显著影响。发现漏服时，如果离下次服药时间还有一段时间，可以立即补服。如果已接近下次服药时间，则不需补服，直接按正常时间服下一剂即可，避免单次加倍服用。

182. 血脂控制后是否需要终身服药

这取决于患者的具体情况和风险评估。对于一些高风险的患者，如患有冠心病、糖尿病或家族性高胆固醇血症，可能需要长期甚至终身服药，以保持血脂在正常范围，预防心脑血管事件。而对于低风险患者，通过调整生活方式，如改善饮食、增加运动、戒烟限酒，血脂得到良好控制后，就可以不再依赖药物。但要注意，即使停止服药，也需要定期监测血脂水平，一旦出现异常，可能需要重新启动药物治疗。

183. 打针也能降血脂吗

降脂针剂——前蛋白转化酶枯草溶菌素 9（PCSK9）抑制剂与常见口服降脂药不同的是，它不经过肝脏、肾脏代谢，更适用于他汀类药物不耐受、顽固高脂血症，以及肝、肾功能受损的患者。

184. 血脂高就能打降脂针吗

虽然 PCSK9 抑制剂效果很好，但目前医学界认为，针对需要用药的高血脂人群，首选药物还是他汀类，毕竟他汀类药物除了效果好之外，还有口服方便、经济和安全系数更高等优势，只有血脂高的人吃他汀类药物不适应了或者吃他汀类药物血脂降不下来，才会考虑用 PCSK9 抑制剂。

185. 降脂针怎么打

PCSK9 抑制剂第一针通常由护士进行皮下注射，并教会患者及其家属注射方法。后期患者可在家中自行注射。具体方法可见相应药物说明书及操作视频。

186. 血脂达标即可饮食自由了吗

血脂达标并不意味着可以饮食自由。血脂指标正常，可能是饮食控制、运动或药物干预的结果。若突然放纵饮食，可能打破代谢平衡，导致血脂指标再次升高。因此，血脂达标后建议均衡饮食，避免长期大量摄入高油高糖的食物，同时结合规律运动，才能更好地维持血脂稳定。

187. 素食者也会出现血脂异常吗

会。血脂水平受整体饮食结构和遗传因素的影响。素食者若摄入过多含饱和脂肪的植物油（如椰子油、棕榈油），或者摄入过多碳水化合物和糖分，同样会导致血脂异常。此外，素食者若摄入不平衡的膳食，如缺乏足够的纤维和健康脂肪酸（如ω-3），也可能增加心血管疾病风险。因此，即便是素食者，也应注重饮食多样性和营养均衡，定期监测血脂水平。

188. 饮酒对血脂的影响有哪些

饮酒会导致甘油三酯水平显著升高，增加低密度脂蛋白胆固醇（“坏”胆固醇），并减少高密度脂蛋白胆固醇（“好”胆固醇）的水平，进而增加动脉粥样硬化的风险。此外，酒精还可能引发肝损伤，进一步影响脂代谢。

189. 吃鸡蛋对胆固醇有什么影响

鸡蛋含有较高的胆固醇，尤其是在蛋黄部分。对一般人群而言，每天吃一个鸡蛋不会增加心血管疾病的发病风险。并且，整蛋营养丰富，吃鸡蛋不要丢弃蛋黄。但对于少数对胆固醇高度敏感的人群，如家族性高胆固醇血症患者，需在医生指导下限制鸡蛋摄入。

190. 吃含有ω-3脂肪酸的食物能降低血脂吗

是的，摄入富含ω-3脂肪酸的食物被广泛认为有助于降低血脂，尤其是甘油三酯水平。ω-3脂肪酸主要存在于海产品和植物性食物中。鱼类如三文鱼、金枪鱼、鲭鱼、沙丁鱼、鲱鱼、鳟鱼等，贝类如蚌类、牡蛎等。鱼油是高度浓缩的ω-3脂肪酸来源，常见于营养补充剂中。植物性食物主要是亚麻籽、亚麻籽油、亚奇籽、核桃、藻油等。DHA也是一种重要的ω-3脂肪酸。

191. 血脂异常的人该怎么运动

血脂异常的患者在运动前需要进行心血管疾病风险筛查，然后结合年龄、身体耐受情况、合并症和兴趣爱好进行运动。推荐的运动方式有：有氧运动（如健步走、慢跑等）、抗阻训练（如弹力带、哑铃等）、柔韧性运动（如太极拳、拉伸运动等）。应当循序渐进地增加运动强度，动则有益。

192．血脂异常与脂肪肝有什么关系

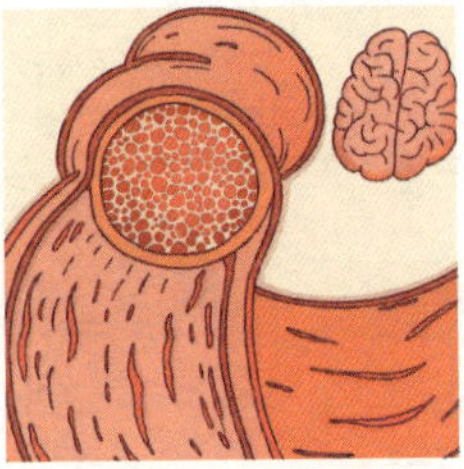

血脂异常通常伴随着脂肪代谢的紊乱，导致脂肪在肝脏中积累，形成脂肪肝。血脂异常和脂肪肝都与胰岛素抵抗有关，这是糖尿病和代谢综合征的前兆。胰岛素抵抗会影响脂肪的代谢，导致脂肪在肝脏和肌肉组织中积累。

193．血脂异常会增加中风的风险吗

会。血脂异常，尤其是高胆固醇血症和高甘油三酯血症，是动脉粥样硬化的主要危险因素，而动脉粥样硬化是导致中风的主要原因之一。

六 心力衰竭与家庭照护

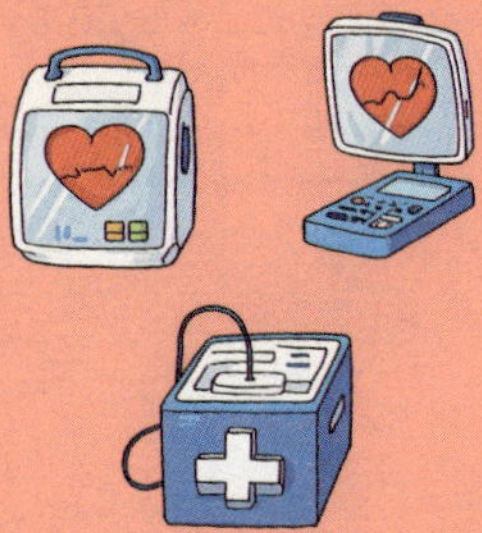

194. 什么是心力衰竭

心力衰竭是在适当的静脉回流情况下，心排血量绝对或相对减少，导致器官、组织血液灌注不足，同时出现肺循环和 / 或体循环淤血的表现。心力衰竭是心脏功能减退、无法有效泵血以满足身体需求的临床综合征。常表现为呼吸困难、乏力、头晕、心慌、胸闷、水肿等。

195. 心力衰竭的原因有哪些

心力衰竭的原因多种多样，主要包括基本病因和诱发病因。

（1）基本病因：心肌梗死、心肌炎、心肌病、心脏瓣膜疾病等。

（2）诱发病因：高血压、感染、心律失常、血容量增加、其他（过度劳累、情绪波动、贫血、妊娠和分娩、代谢紊乱、药物影响等）。

心力衰竭是一种复杂的心脏疾病，如出现心衰症状，如呼吸困难、乏力、头晕等，应及时就医并接受检查和治疗。

196. 心衰患者平地走没事，为什么一快走或者爬楼就喘

心衰患者因心脏泵血功能受限，平地行走负担较轻或感舒

适，但快走或爬楼等剧烈运动时，身体耗氧量激增，心脏难以及时满足需求，导致心脏负担加重，进而出现气喘等症状。

197. 为什么心衰患者会下肢水肿

心衰引发下肢水肿是因为心脏泵血功能减弱，尤其是右心衰时，血液回流受阻，血液淤积致下肢静脉压升高，血管水分渗入组织间隙，形成下肢水肿。

198. 心衰患者为什么每天需要称体重

称体重是衡量身体里有没有多余水分最简单的方法。记录并跟踪体重变化，应该每天晨起排尿后称体重。保证每天使用同一个体重秤、穿相同重量的衣物。

199. 什么叫出入量

入量，就是我们摄入的饮食中所有液体的量。出量，主要是尿量。24 小时出入量，即从当日早上 8 点到次日早上 8 点的入量加起来的总和是 24 小时入量；从当日早上 8 点到次日早上 8 点的尿量，每次小便后放在量杯中记录一下数值，24 小时尿量加一起的总和是 24 小时出量。

200. 怎么控制入量

心力衰竭管理中，控制入量至关重要。有症状时，应减少入量并口服利尿药以调节体液平衡；无症状时，则力求维持入量与出量平衡。对于轻中度患者，无须严格限水，遵循“不渴不喝，喝了不渴”的原则即可。在无症状且未大量出汗的情况下，24 小时入量可控制在 2.5 升（即矿泉水瓶 5 瓶）左右。然而，严重心衰患者需严格限制液体摄入，每日建议不超过 1.5 ～ 2 升（相当于矿泉水瓶小于 4 瓶），以减少症状与充血。

201. 心衰患者饮食注意事项有哪些

心衰患者需要全面的营养，蛋、奶、肉、蔬菜和水果都可以吃。但需要注意盐的摄入。重度心衰患者每天盐的摄入限制在 0.4 克，相当于 1/4 茶匙的食盐。轻度活动后就有气短的患者，每天盐的摄入限制在 1 克，相当于 1/2 茶匙的食盐。

202. 心衰了还可以运动吗

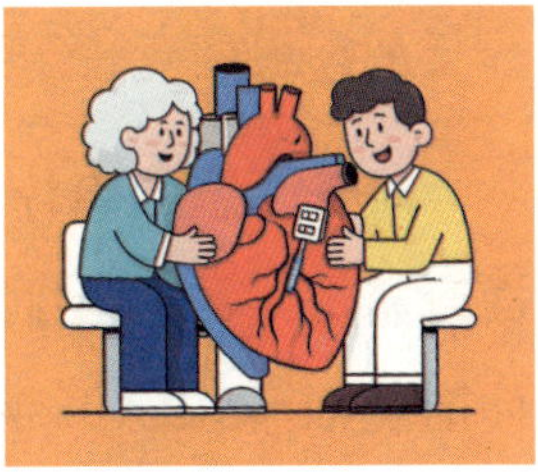

当然可以！运动是心衰患者继药物治疗之外，最能减少心衰死亡率的措施。运动的原则是：必须要动，量力而行。对于非急性期的心衰患者，有氧运动是患者康复的主要方式，如走路、骑车、太极拳，每次运动时间30～60分钟。运动分为三个部分：前10～15分钟热身，然后进行20～30分钟运动，最后再进行一下整理、拉伸。

203．为什么心衰患者要定期门诊随诊

心力衰竭是一种进行性疾病。随诊便于医生评估患者的生活方式，提供个性化的建议，检查患者对药物和治疗的依从性。心衰患者常使用利尿药，这可能影响体液和电解质平衡，随诊时，医生可以通过化验监测钾、钠等电解质水平，及时调整用药。

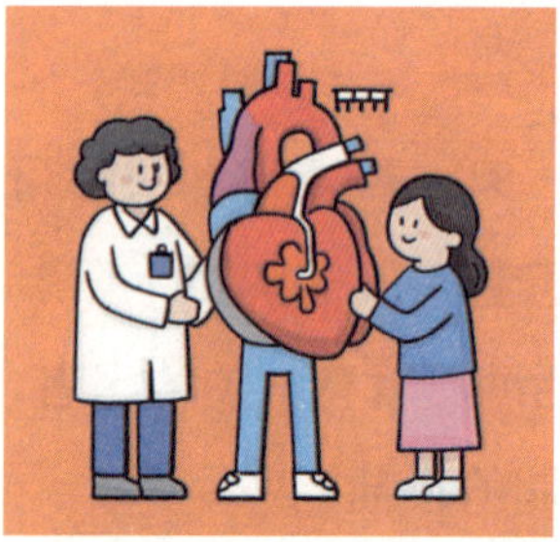

定期随诊可以让医生了解患者的心理状态，提供心理支持和安慰，帮助患者更好地应对疾病。定期随诊对于心衰患者的病情监控、治疗优化及并发症预防至关重要，有助于改善生活质量并延长寿命。

204．什么是治疗心衰的“新四联”用药？是哪4种药物

对于心衰的治疗，现在通常采用“新四联”用药，也就是血管紧张素受体脑啡肽酶抑制剂、β受体阻滞剂、盐皮质激素受体拮抗剂（MRA）、钠-葡萄糖共转运蛋白2抑制剂（SGLT2i）

4 类药物联用，改善心力衰竭的预后。因用药方案复杂，患者不能自行用药，必须要在心内科医生指导下用药。

205．心衰患者居家必备物品有哪些

心衰患者居家应备：①刻度水杯以计量饮水量；②刻度量杯监测尿量；③精确体重秤定期记录体重变化；④电动臂式血压计监测血压与心率；⑤药盒整理每日药物确保按时服用；⑥计量食盐勺控制盐摄入，以及记录症状变化的笔记本。这些物品共同助力患者有效管理病情。

七 肺动脉高压、心肌病及相关检查

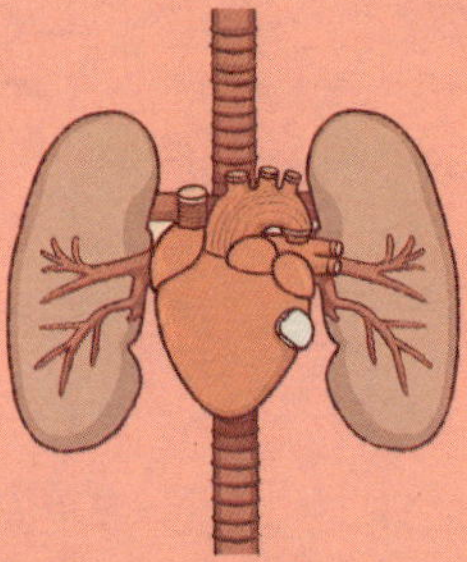

206. 什么是肺动脉高压

肺动脉高压是指由多种异源性疾病（病因）和不同发病机制所致肺血管结构或功能改变，引起肺血管阻力和肺动脉压力升高的临床和病理生理综合征，继而发展成右心衰竭。

207. 肺动脉高压有哪些表现

肺动脉高压的临床表现有活动后气促、呼吸困难、疲倦、心慌、黑矇、胸闷、胸痛、头晕、乏力等。

208. 肺动脉高压诊断性检查有哪些

肺动脉高压诊断性检查包括心电图、胸部 X 线、肺功能和动脉血气分析、超声心动图、核素肺通气 / 灌注显像、胸部 CT、肺动脉造影、心血管磁共振检查、血液检查等。右心导管检查和急性血管反应试验是诊断和评价肺动脉高压的标准方法。

209. 什么情况下需要做右心导管检查

右心导管检查是一种侵入性成像过程，将心导管经周围静脉送入心脏，以了解右侧心脏的血流动力学改变，并可测量心室功能和检查心脏结构等，同时对肺动脉高压也有诊断意义。

210. 右心导管穿刺时可以不从颈部穿刺吗

右心导管通路的选择主要包括股静脉、颈内静脉、锁骨下静脉和肘静脉。然而，鉴于距离心脏较远的股静脉或肘静脉操作困难，临床实践中大部分人通常选择经右侧颈内静脉或锁骨下静脉进行操作，同时因为选择颈内静脉穿刺不需要制动，更利于患者的术后护理。

211. 月经期可以做右心导管检查吗

月经作为女性正常的生理过程，不会对右心导管检查的结果产生任何影响。同时在临床操作中，多选择颈内静脉作为入路，这也避开了女性生理期时选择股静脉入路可能带来的不便，因此月经期可以做右心导管检查。

212. 什么是心肌炎

心肌炎是指由各种原因引起的心肌炎症性病变，是一种较为常见的心脏疾病。其主要表现为心脏收缩功能障碍、心慌、心律不齐、心绞痛、心力衰竭等。

213. 什么是暴发性心肌炎

暴发性心肌炎是一种起病急、发展迅速、死亡率高的疾病。

暴发性心肌炎首先会出现非特异性感染症状如发热、乏力、头痛、恶心、咽痛等，之后患者的病情迅速发展和恶化，可出现胸闷、气短、心脏传导阻滞，甚至心搏骤停、心源性休克等。

214．哪些患者需要做心肌活检

心肌活检主要是检查心脏有没有心肌的病变。如心肌炎、扩张性心肌病、肥厚型心肌病、心肌淀粉样病变、心脏肿瘤、心肌结缔组织病等，需要通过心肌活检确诊。

215．心肌活检有哪些注意事项

心肌活检后需做好伤口护理，保持伤口部位清洁干燥，以免引起感染。注意观察血压、脉搏、心率、体温等生命体征变化，短时间内避免剧烈运动，防出血、气胸等并发症。根据检查结果积极配合医生进行规范治疗，有利于促进康复。

216．心肌活检怎么做

心肌活检是在 X 线透视下经指引导管将活检钳送至心脏指定位置，并在透视下分别于室间隔、左心室侧壁或左心室前壁钳取心肌组织。

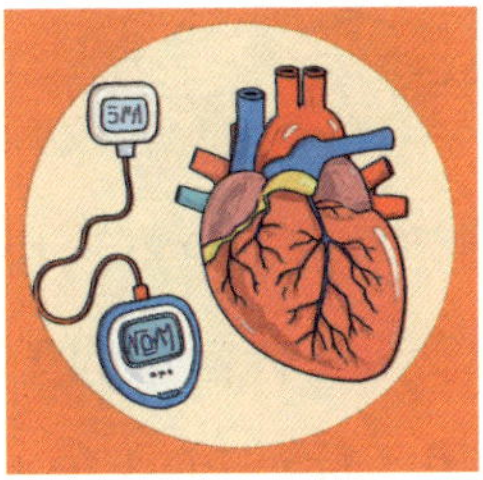

217. 得了心肌炎该怎么办

加强饮食及卫生管理，多休息，预防上呼吸道疾病，及时查找及控制病因，遵医嘱应用类固醇激素类药物及对症治疗。

218. 得了心肌炎该注意哪些问题

应该注意多休息，不过度劳累及熬夜，保证充足的睡眠；加强营养，多吃高蛋白、高维生素、易消化的食物，可以在一定程度上促进心肌的代谢与修复；规律服药；避免情绪激动、饱餐等；戒烟酒。如自觉有胸闷、心慌等不适，应及时就医。

219. 得了心肌炎还能上体育课吗

心肌炎患者不建议参加体育运动，因为体育运动大多是比较剧烈的活动，可能会导致心肌炎复发或加重。心肌炎患者如果处于疾病发作期，建议卧床休养；如果处于疾病缓和期，可以适当进行运动，但要以舒缓的运动为主，如瑜伽、太极拳等。

220. 什么是 PD-1

PD-1 免疫治疗是一种通过抑制肿瘤细胞的免疫逃逸机制，激活患者自身的免疫细胞来杀死肿瘤细胞的方法。这种治疗利用了针对 PD-1 免疫检查点的抑制剂，打破了肿瘤细胞引发的免疫抑制，从而有效控制肿瘤生长。

221．什么是 PD-1 相关性心肌病

部分使用 PD-1 免疫治疗的患者的 T 细胞会攻击正常心肌细胞，导致免疫性心肌炎，PD-1 相关性心肌病的症状包括心慌、乏力、气短、恶心、心律失常、心力衰竭等。

222．确诊 PD-1 相关性心肌病该怎么办

一旦确诊为 PD-1 相关性心肌病，应遵医嘱停用 PD-1 相关用药，避免病情进一步恶化。对于重症患者，医生会采用类固醇激素类药物，甚至是超大剂量类固醇激素或免疫球蛋白等。针对心力衰竭、心律失常等并发症，医生会给予对症治。

八 其 他

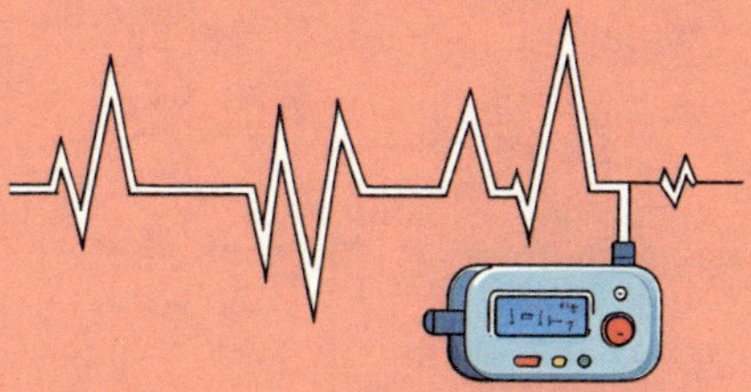

223. 心脏超声是做什么的

心脏超声是利用高频率的脉冲信号探测人体内部结构，主要用于明确患者的心功能状态，判断是否存在心室或房室腔大小异常，以及观察血流动力学是否正常。

224. 心脏磁共振检查是做什么的

心脏磁共振被视为评估心脏结构和功能的金标准。它可以通过流动的血液和心脏血管壁之间的对比关系形成磁共振图像，从而实现对患者心脏结构和功能的精确定量、定性检测。

225. 心脏 PET/CT 是做什么的

心脏 PET/CT 即心脏正电子发射计算机体层摄影，是一种先进的医学影像技术。它能够提供心肌血流灌注、心肌葡萄糖代谢、心肌脂肪酸代谢、心肌神经受体等方面的显像，对于冠心病诊断、心肌梗死范围和大小的测定、心肌缺血、心肌病的研究评价及手术后疗效评价等具有极高的诊断价值。

226. 常规心电图能检查出哪些问题

（1）心律失常：常规心电图（ECG）可以识别各种心律失常，包括心动过速、心动过缓、早搏（期前收缩）、心房颤动、心房扑动等。

（2）心肌梗死：ECG 可以显示心肌梗死的特征性改变。

（3）心肌缺血：ECG 可以提示心肌缺血。

（4）心脏肥大：ECG 可以显示心脏肥大的迹象，尤其是左心室肥大。

（5）心脏传导系统异常：ECG 可以检测心脏传导系统的异常，如心脏传导阻滞（如房室传导阻滞）、预激综合征等。

227．什么是动态心电图

动态心电图（Holter 监测）是一种连续记录心脏电活动的方法，通常持续 24 小时或更长时间。与常规心电图（ECG）相比，动态心电图可以长时间监测心脏的电活动。

228．哪些人需要做动态心电图

需要做动态心电图的情况主要有 3 类，第一类是时常出现心慌、胸闷、头晕、晕厥等疑似心脏疾病的症状。如果做动态心电图，就可以发现偶发、短阵心律失常或一过性心肌缺血，这是应用最多的情况。第二类是常规检查已经发现，但是性质或潜在风险尚不明确的心律失常，借助动态心电图，可以帮助判断心律失常的类型、发生频率、风险程度。第三类是帮助发现常规心电图漏诊率较高的心肌缺血情况。

229. 血液检查中的心肌酶谱有什么作用

心肌酶谱主要用于检查心肌是否存在损伤或坏死。当心肌细胞受损时，心肌酶会释放到血液中，导致血清中心肌酶水平升高。这对于诊断多种心脏疾病具有重要价值。

230. 一次抽那么多血，会不会贫血，该怎么补补身体

一次抽血检查，即便需要抽取多达 10 管血（20 ～ 50ml），仅占一个成年人总血容量（3500 ～ 5000ml）的极小部分，不足 1%。由于人体骨髓持续生成新鲜血液，且脾脏具有血细胞储备功能，这些失血量能迅速得到自然补充，因此无须特别进补来恢复身体。

231. 为啥血糖不高，还要吃达格列净

达格列净片，它不仅是一个降糖药物，还有助于进一步减少蛋白尿。在糖尿病或肾脏疾病的某些情况下，即使血糖水平在合适范围内，患者也可能存在蛋白尿的问题。达格列净通过降低肾糖阈，促进尿糖的排出，保护肾脏功能。它还可以通过降低血糖、血压和尿酸等多种机制来降低心血管疾病的风险。

232. 心内科患者出院后多长时间复查？复查哪些内容

心内科患者出院后的复查时间因病情和医嘱而异，但通常遵循以下规律：一般情况下，在出院后 1、3、6 个月进行复查，之后根据病情可逐渐减为每半年或一年复查一次。对于病情较重或需要特别关注的患者，如急性心肌梗死、心力衰竭等，复查频率可能更频繁，初期可能需要每 1 ～ 2 个月复查一次，以便及时调整治疗方案。

对于病情较轻、控制良好的患者，复查间隔可适当延长，如 6 个月左右复查一次。患者在治疗过程中如果出现新的症状或原有症状加重，如心慌、胸闷、呼吸困难等，应随时复诊，而不是等待固定的复查时间。